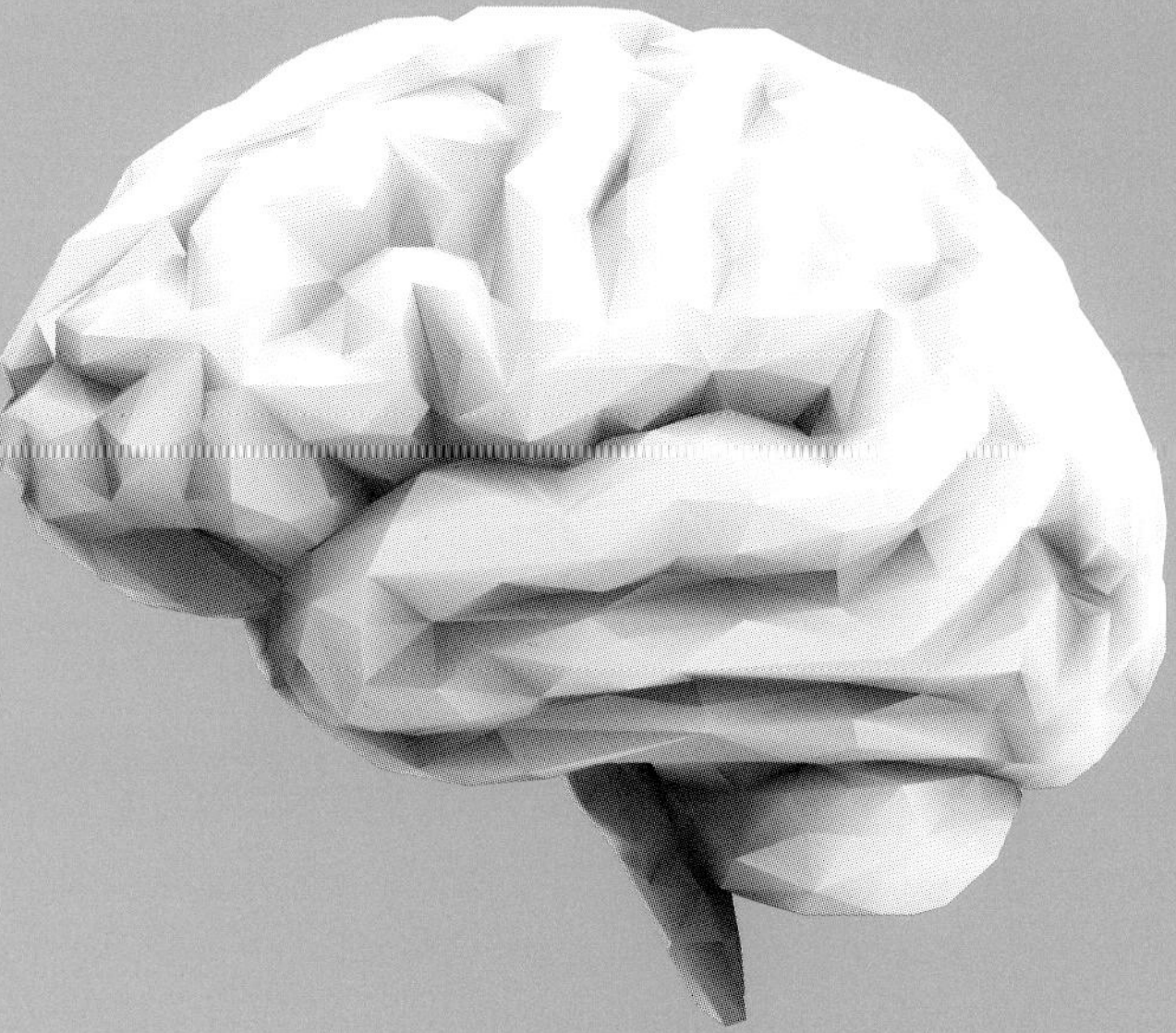

Hjernen
er stjiernen

DITT ENESTE UERSTATTELIGE ORGAN

カーヤ・ノーデンゲン
KAJA NORDENGEN
羽根 由／枇谷玲子・翻訳

「人間とは何か」はすべて脳が教えてくれる

思考、記憶、知能、パーソナリティの謎に迫る最新の脳科学

誠文堂新光社

「人間とは何か」はすべて脳が教えてくれる

思考、記憶、知能、パーソナリティの
謎に迫る最新の脳科学

NORLA
NORWEGIAN LITERATURE ABROAD

"This translation has been published with the financial support of NORLA".

序

ノーベル賞受賞者　マイブリット・モーザー

脳は、私たちが知る中でもっとも複雑で謎が多く驚嘆すべき臓器です。私が１９８０年代に心理学を学んでいたころ、自閉症の原因は子どもに対して冷淡な母親にあると教えられました。けれども現在では、自閉症は無数の要素がかかわる、発達時の脳内の変化によるものだとわかっています。このような学生時代の思い出は、脳科学の研究が飛躍的に進歩してきたことを示しています。

私たちはこうした進歩を喜ぶと同時に、このような新事実の発見は、現代の技術の進歩によるものだということを肝に銘じるべきでしょう。今日《こんにち》、私たち研究者が追い求めている大きな疑問は、人類が何千年もの間、投げかけてきた疑問でもあるのです。画期的な研究装置と研究手法の開発により、今では脳自体についての疑問の答えを探れるようになりました。脳自体についての、そして脳と身体・遺伝子・環境との関係を明らかにする知識革命が、今にもはじまろうとしています。

けれども、研究室でデータを集めることや、国際的な学界で研究結果を発表することだけでは不十分です。知識は学問の世界を飛び出して、一般に広がらなければなりません。つまり知識は人々に理解され、生活の一部となる必要があります。脳の機能や脳と身体各部の関係を知ることは、私たち人類という存在や、その能力の理解につながります。知識が増えれば、脳内の異変に対し新たな評価や治療の方法を開発できます。脳の病気の症状と、パーソナリティ（人格）を区別することの重要性を、私たちは理解しています。脳の病気は神経系の異変に起因するものです。健康な脳の働きについての知識が増えれば、研究者たちは、脳内の一連の動きのどこでその異変が生じるのか、どうすれば治療できるのか、その答えを探しはじめることができます。脳の機能の理解が進めば、誰もが居場所のある社会をつくる上で必要な寛容さと柔軟性を、私たちはもっと持てるようになるでしょう。

では、何世代もの人たちがそれぞれ何十年もの時を費やし学んだ知識の集大成である研究結果を、一体どのようにして広く一般に伝えることができるのでしょう？　１９８０年の春、ノルウェー放送協会（ＮＲＫ）は『あなたの脳は素晴らしい』という科学番組を放送しました。ペール・アンダーション教授が人気司会者ペール・オイヴィン・ヘーラズストヴァイトと対話しながら「人はどうやって記憶するの？」「思考って何？」といった重要な疑問に答える様子が何千、何万の視聴者に届けられました。今日《こんにち》の科学番組ではデジタル3Dアニメーションが使用されていますが、そのころは比較的単純な神経ネットワークの構造図を描くだけでもひと仕事だったので、この番組での図解方法もシンプルなものでした。アンダーションはポインターを手に、神経細胞と神経細胞をつなぐ線を視聴者に示し、これらの線が連なり、神経組織を通過する神経インパルスの信号ルートとなるのだと語ったのです。アンダーションの仮説は、人間があることを考えると、それに対応する神経が脳内で活動するのではないか、というものでした。この番組のつくりは単純でしたが驚くほど効果的で、当時としては最高の教養番組でした。多くの視聴者同様、テレビの前で釘づけになった私と夫のエドバルドは思いました。「これこそ、私たちが解明すべきもの！」。のちにペール・アンダーションは私たちの指導教官になりました。

本書『「人間とは何か」はすべて脳が教えてくれる』でカーヤ・ノーデンゲンは、脳の組織や機能、メカニズムに関する新たな研究成果を楽しく紹介し、研究上の発見と自らの体験を魅力たっぷりに編み上げています。毎日のちょっとした出来事を使って科学を説明することで、読者の知識を増やすだけでなく、もっと知りたいという思いをかき立てます。遊び心に満ちた彼女の説明を聞けば、知りたがり屋の子どもたちでも経験豊かな研究者でも、知的好奇心のスイッチがカチリと入ることでしょう。

本書を読み終えた今でも、友人カーヤの語りは私の頭の中で響いています。本書の素晴らしいイラストを描いたのは彼女の妹です。最先端の3Dグラフィックとは違って、本書を閉じたあとでもこれらのイラストは頭に残るでしょう。それは彼女のイラストが理解しやすく、頭の中で再現できるからです。つまり私たちは、これらのイラストと一緒に考えることができるのです。このように図解は文章を補い、漠然とした知識ではなく、詳細で的確な知識を与えてくれます。

意欲的かつ大胆に、この本の執筆に取り組んでくれたカーヤ・ノーデンゲンに感謝の意を表します。科学知識を大衆化しようという、彼女の野心、それに大胆さが、大人から子どもまでの広い層を脳科学の世界に誘《いざな》うことでしょう。

マイブリット・モーザーはノルウェー科学技術大学（ＮＴＮＵ）の教授で心理学者、神経科学者である。２０１４年、エドバルド・モーザー、ジョン・オキーフと共同でノーベル生理学・医学賞を受賞した。

目次

第4章 脳内GPS

第5章 感じる脳

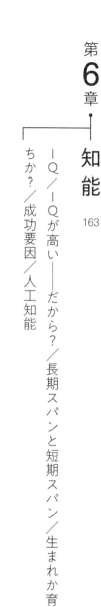

イントロダクション——私とは私の脳のこと

古代エジプトでは王が亡くなると、来世での復活のために、亡骸《なきがら》に香油が塗られ防腐処理がほどこされました。その時、心臓はていねいに扱われ遺体に戻されたのですが、脳は捨てられました。鼻から棒を突っこんで脳を粥《かゆ》状になるまでかき回し、体外に取り出したのです。つまり、脳はゴミ扱いでした。人を人たらしめているのは脳なのだとわかるまで、長い長い時間が必要でした。

紀元前に書かれた文献にも、脳を身体運動や思考と結びつけたものがあります。けれども、「私」というものが脳にあると受け入れられるまでには何千年もかかりました。たとえばアリストテレスなどの古代の偉大な哲学者たちは、精神は心臓に宿るため、脳は重要な臓器ではないと考えました。エジプト人たちがファラオをゾンビにしようとしていた時代から数千年後の17世紀になって、やっとフランスの哲学者ルネ・デカルトが精神の座は脳であることを突き止めました。脳は中心線を挟んでほぼ左右対称です。そして、あらゆるものが対《つい》になっています。

たとえば脳には左半球と右半球があり、前頭葉も左と右に分かれています。デカルトはこの構造に着目しました。松果体は脳の中心部に存在するので、これが精神の座だと考えたのです。しかし、事実はそれほど単純ではありません。1887年、北極探検家にしてノルウェー初の神経科学者フリチョフ・ナンセンは博士論文で、知能は多数の神経細胞間の接合部に存在すると主張しました。ナンセンの時代以来、神経細胞間の接合部には知能だけではなく、喜び、恋愛感情、軽蔑、記憶、学習、音楽の趣味および各種の嗜好《しこう》も存在すると見なされてきました。

「私」をつくる資質のすべてが脳に存在するのなら、脳がなければ私は「私」でないことになります。脳が人の生にとって不可欠だという認識は法律の中にも反映されていて、脳死という宣告は、人が死んだということです。そして本人が生前に臓器提供に同意していれば、その人の臓器は移植され、別の人の命を救うことになるでしょう。それなしでは生きていけない臓器はいくつかありますが、それでも取り替えは可能です。たとえば幹細胞移植により、私たちはまったく新しい免疫システムを得ることができます。心臓、肝臓、肺、腎臓および膵臓《すいぞう》もすべて移植可能ですが、人の脳を移植する試みはまだ行われていません。

将来、脳移植の技術的タスクが克服されたとしても、倫理上のジレンマが提起されるでしょう。脳死後に別の脳が移植された場合、その身体の持ち主の「自己」はまったく別のものになってしまうからです。外見はあなたの娘のままでも、脳がまったく別人のものだとしたら

――それでも彼女はあなたの娘なのでしょうか？　彼女の意思、考え、見る夢は、あなたの娘のものとはまったく違うというのに。人間を別人にしてしまわずに脳を取り替えるのは不可能です。つまり、脳は人間の臓器の中で唯一、替えのきかないものなのです。

本書では脳のミステリーを探っていきます。一体どうすれば「私」は見つかるのでしょう？　人間はこの問いに夢中になっているので、脳の話題になると、興味深い質問がせきを切ったように寄せられます。私たちとは何者なのでしょう？　ある人を、その人らしくするものは？　パーソナリティって何？　自由意思とは？　思考はどういうふうにはじまるの？　その一部には答えが出ています。少なくとも、脳を損傷した患者の観察歴や脳科学の新発見のおかげで、答えが出そうな兆しは見えています。その一方で謎は依然として残っていますが、今後数年以内に新たな研究と明晰《めいせき》な頭脳がそれらの答えを出してくれるでしょう。そう期待して、謎は謎のまま残しておきましょう。つまるところ、脳とは、自分自身を研究できる唯一の臓器なのです。

言語、文化、生活様式のいずれもが、記憶やパターンを解析する脳の能力に起因しています。脳は人を人たらしめ、スポーツ、美術、音楽をこの世にもたらしました。脳は驚嘆すべき「スーパースター」なのです。

第1章

思考の進化、または思考の革命

クルミの殻を連想させる、脳のしわだらけの表面部分は、大脳皮質と呼ばれています。神経細胞（ニューロン）が密集したこの部分の誕生は、進化史上、革命的なことでした。ある動物の大脳皮質が大きければ大きいほど、知脳が高い可能性があります。

5億年前には、現在では後脳と呼ばれている爬虫類《はちゅうるい》脳しかありませんでした。私たちが大脳辺縁系と呼ぶ最古の哺乳類脳が発達するまでには、さらに2億5000万年かかりました。哺乳類の大脳と大脳皮質が発達したのは2億年前ですが、人間脳が出現したのはたったの20万年前なのです。進化史においては昨日の出来事と言ってもいいでしょう。

爬虫類脳

人類の大きな大脳皮質は、おそらく氷河期の産物でしょう。大脳皮質を持つ種は、持たない種よりもうまく生き延びるための解決策を見つけることができました。一方、大脳皮質を持たない爬虫類脳だけの恐竜は、隕石《いんせき》の衝突によって引き起こされた大規模な気候変動に対し、なすすべがありませんでした。ステゴサウルスの体重はゆうに5トンはありましたが、その脳は

図1

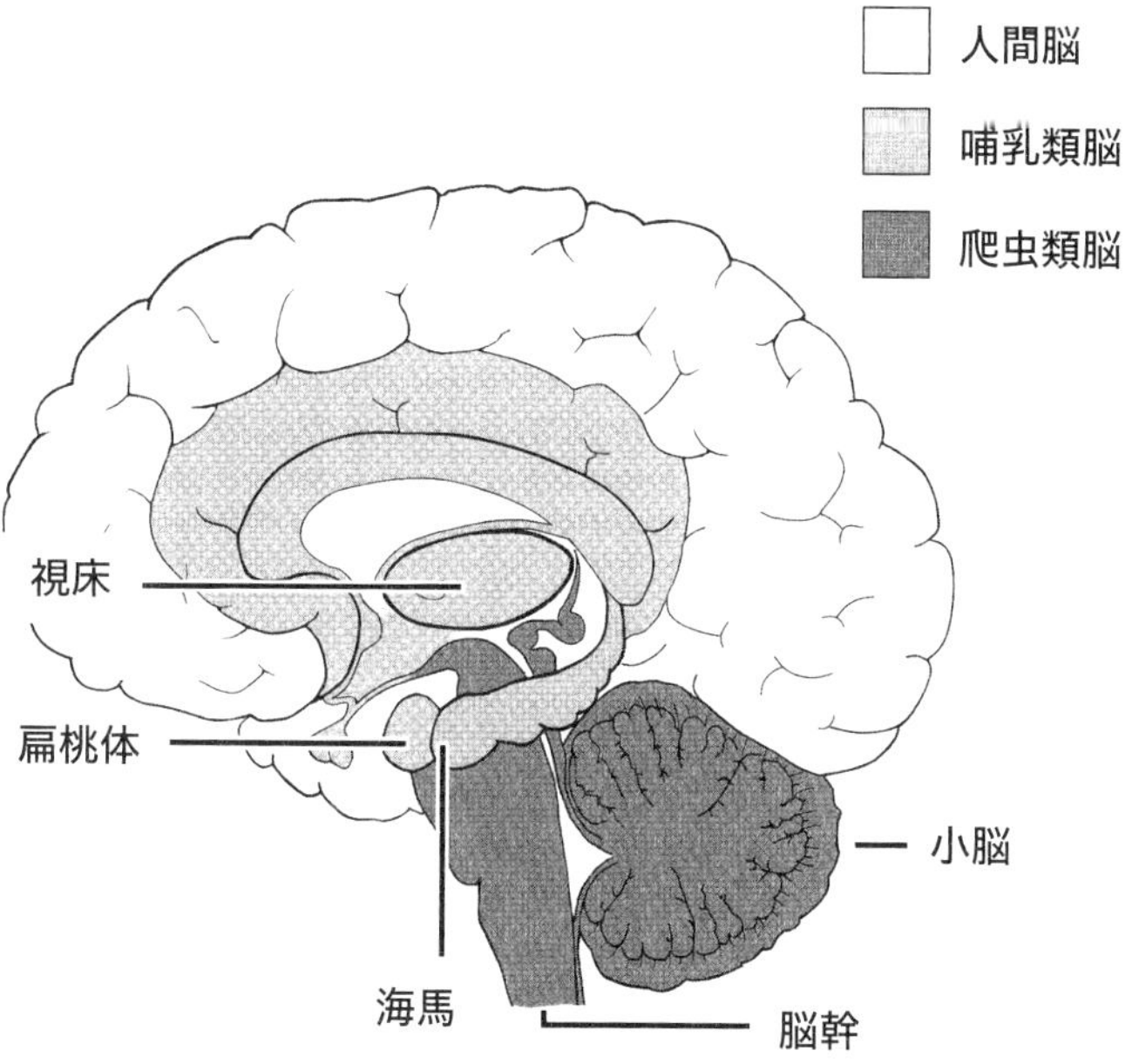

人間の脳の右半分を中心から見たもの。進化史における発達段階を色の濃淡で表した。爬虫類脳は濃い灰色。次に古い哺乳類脳は明るい灰色。もっとも発達した哺乳類脳、すなわち人間脳は白で表した。重要な役割を持つ部位には名称を付してある。

聞けば、今では恐竜が見られるのは映画の中と博物館だけというのもうなずけるでしょう。

たったの80グラムでした（大きさはレモンほど）。しかもそのミニ脳に大脳皮質がなかったと

人類を地上でもっとも知的な種にしているのは大脳皮質とはいえ、脳の奥底にあるこの部分がなければ、人類はここまで進化できなかったでしょう。脳の最深部にあり、人間が生きる上で絶対必要なもの、それが爬虫類脳です。爬虫類脳は脳幹と小脳でできています。脳幹は最高のお世話係で、私たちが何も考えなくても、身体の各部がきちんと機能するように手配してくれます。脳幹にある神経細胞は、呼吸、心拍数、睡眠をコントロールします。脳幹は、その持ち主が起きていても眠っていても、決して休むことがありません。脳幹におんぶされているのが小脳です。小脳は運動機能をコントロールします。だから小脳がアルコールの影響を受けると、あなたは千鳥足で歩くことになります。

脳には灰白質《かいはくしつ》と白質があります。灰白質（実際は灰色ではなくピンク）の中には神経細胞体と神経細胞間の接合部（シナプス）があり、神経細胞間の信号を伝達しています。白質は信号のハイウェイで、電気信号を通す軸索《じくさく》が豊富です。すべての電線がそうであるように、脳内のこの導線にも絶縁処理がほどこされていて、信号の伝達を速めます。この絶縁物質ミエリンは脂肪が多いので白く見えます。大脳や小脳の表層をおおっている、大脳皮質や小脳皮質も灰白

質でできています。そして、脳の内部にも灰白質の塊（神経核）がいくつもあります。

哺乳類脳

人間の脳は現在でも哺乳類脳の最古の構造を残しています。この部分は大脳辺縁系と呼ばれ、2億5000万年前に進化しました。大脳皮質の最古の部分と、脳の深部にある灰白質の神経細胞群は、この大脳辺縁系に含まれています。この神経細胞群は神経核と呼ばれ、その多くは基本的な機能をつかさどります。英語ではそれらの機能を覚えるために「4つのF」と呼んでいます。「Fighting, Flighting, Feeding and Fucking」、つまり「闘争、逃避、食事、性交」のこと。これらはすべて、進化にとって不可欠な原動力です。

大脳辺縁系内の重要な神経核は扁桃体《へんとうたい》と呼ばれ、こめかみの内側にあります（図1参照）。amygdala（扁桃体）とはギリシャ語でアーモンドの意味ですが、これは昔の解剖学者たちが、この脳内器官がアーモンドに似ていると考えたからです。先ほどのFではじまる基本機能の前半2つ、つまり「Fighting, Flighting（闘争と逃避）」がこのアーモンド形の神経核に潜んでいます。扁桃体の神経細胞は、あなたの情緒反応の要《かなめ》です。あなたがバスに乗ろうと必死に走り、やっとバス停に着いたと思った瞬間、カッカしながら運転手がバスを発車させました。こんな時には、つい悪態をついてしまうでしょう。あるいは、このことを昼休みに周囲に話すかもし

図2

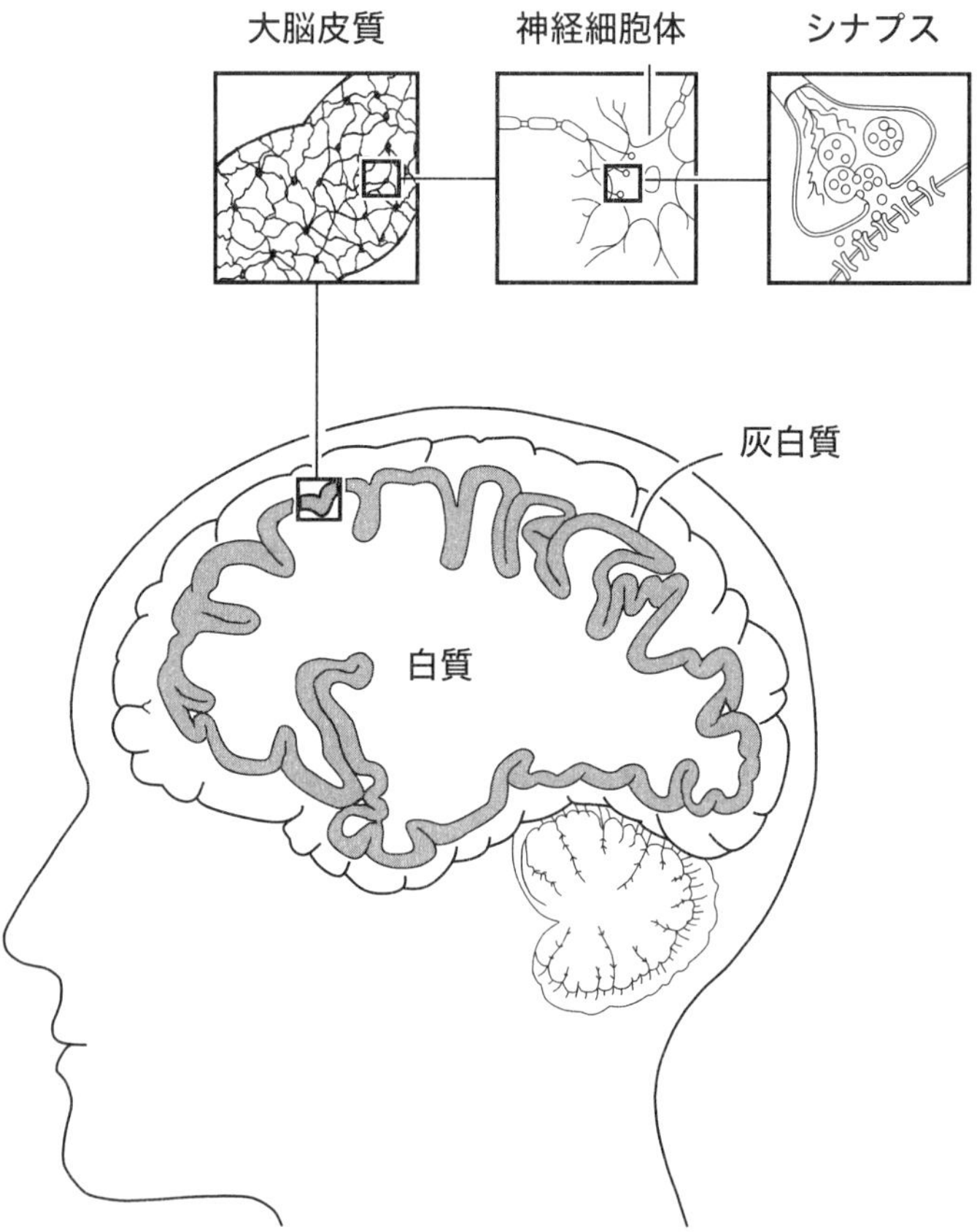

大脳の表層をおおっている灰白質には、神経細胞体および神経細胞間の接合部、すなわちシナプスがある。灰白質におおわれた白質は、絶縁された軸索でできている。

れませんね。扁桃体はモチベーションにとっても重要で、前述の例にあるように、すぐに次のバスが来るというのに、バスを見たらそれに乗ろうと必死に走ってしまうのは、扁桃体があなたを駆り立てているからなのです。暗い夜道で背後に足音が聞こえたら、あなたはちょっと歩調を速めるはずです――ここでもまた扁桃体が働いています。そして、まったく不安のない安全な環境にいたとしても、扁桃体が電気刺激を受ければ、あなたは強烈な恐怖を感じます。

扁桃体の背後には長さ3～4センチメートルのソーセージのような組織がありますが、これもかなり原始的な脳の一部です。このソーセージは海馬、つまりタツノオトシゴと呼ばれています（図1参照）。海馬は記憶と空間認識の両方にとって重要です。海馬は人が九九を覚えるのを助けてくれますが、海馬が痛むまでそれを頭に詰めこんだとしても、数学者になれるわけではありません。数学を理解するのは大脳皮質なのですから。

脳の真ん中、そして中心線を挟んだ両側に視床があります。視床は大脳皮質の感覚野のすみずみに、全身からの感覚情報を送っています。人体を村にたとえるのなら、左右の両視床は「噂話大好きコンビ」といったところでしょうか。村の出来事のどんな情報もこの2人の耳を通っていくのです。軸索の大ハイウェイは、視床でいくつもの「一般道」と結合し、やがて複雑な回路となります。そして電気情報が、調整された反復パターンを取りながら、その回路を勢いよく流れます。

賢いサル

類人猿の脳は急速に大きくなりました。類人猿の脳には爬虫類脳も大脳辺縁系も備わっているのですが、脳の容量が増えた原因は別のところにあります。それは大脳皮質です。

大昔、私たちの祖先は、気候が完全に変化するまで、アフリカのジャングルの樹上で生活していました。当時の気候はまるでジェットコースターのようで、ミニ氷河期が来たかと思えば次に熱波が押し寄せる、その繰り返しでした。この極端な環境のせいで、多くの生物は生き残れなかったのですが、どうにか生き延びたものたちも、かつてのままではいられませんでした。気候変動は私たちの祖先を木から払い落とすほど急激でしたが、絶滅させるほどではありませんでした。400万年前に人類の祖先がアフリカのサバンナで二本足で歩いていたころ、その脳の重さは400グラムでした。枝をつかむ以外のことにも手が自由に使えるようになったというのに、ホモ・ハビリス（器用なヒト）が200万年前に出現するまで、道具は使用されませんでした。ホモ・ハビリスの脳は600グラムを超えていましたが、彼らの道具はお世辞にも洗練されていたとは言えず、石をつかんで対象物を砕く程度でした。とはいえホモ・ハビリスに少々敬意を表して、それらの石器は「ハンドアックス（握斧《あくふ》）」と呼ばれています。道具の使用は画期的な進歩でしたが、道具を使用するのは人類だけではありません。イルカは海底を掘りかえして獲物を探す時、鼻を傷つけないよう海綿をつけます。キツツキフィンチは岩穴にサボテンのトゲを入れて幼虫を探り出します。チンパンジーは枝を使って木の幹からシロアリを釣り出します。チンパンジーが道具を使ってシロアリを獲る様子は印象的ですが、そこから交響曲を作曲する姿はとうてい想像できません。だから、人類の進化史に何かが起こったのです。私たちの思考を独自のものにする何かが。

さらに時間が100万年進むと、火をおこし狩りをするホモ・エレクトス（直立するヒト）が出現し、ホモ・ハビリスの数は減少していきました。ホモ・エレクトスが原始的な脳の部位に支配される割合は、彼らの祖先より低かったのです。脳の重さはふたたび倍近くなり、約1000グラムにもなりました。炎からただ逃げるだけではなく、彼らはその使い方を学びました。炎は明るさと暖かさをもたらし、遠くまで旅する彼らを守ってくれました。20万年前に、1200〜1400グラムの脳を持つ現代的なヒト、ホモ・サピエンスが進化しました。ホモ・サピエンスとは「考えるヒト」という意味で、その脳は、つい400万年前に二本足で立ち上がった種より3倍も重いのです。

このように脳は絶えず大きくなり、私たちは人類特有の知能を持つようになりました。でも、脳の重さだけが重要なわけではありません。これを証明する例は無数にあります。イルカは私たちと同じくらい大きな脳を持っていますが、だからといってイルカが人類と同程度に知能を発達させたとは言えません。チンパンジーと牛の脳はほぼ同じ重さですが、だからといって牛に特別な創造力や発想力があるわけではないのです。

脳が重いだけじゃダメなの？

ゾウやある種のクジラは、私たちよりずっと重い脳を持っています。シロナガスクジラの脳の重さは8キログラムにも達します。でも、その体重は170トンもあるのです。重い体だから、重い脳なのでしょうか。たとえばゴリラの体重は人類より2～3倍は大きいので、脳も2～3倍大きいのでしょうか？　実際にはその逆で、人類の脳のほうがゴリラの脳より2～3倍も大きいのです。人類より重い脳を持っているのはクジラとゾウだけ、つまり水中と地上で最大の動物だけです。体重に占める脳の比率は、人類の脳がやはり高いのです。

知能指数はキログラム単位で測られるわけではないので、シロナガスクジラが8キログラムの脳を持っていても役に立ちません。脳の重さが同じであるからといって、同じ数の神経細胞があるわけでも、同じように複雑な理論的思考ができるわけでもないのです。古典的な例がアルバート・アインシュタイン。相対性理論を唱え、ノーベル物理学賞を受賞した彼の脳は、平均より20パーセント軽かったのです。裏切り者の医師のおかげで、私たちはアインシュタインの脳の正確な重さを知っています。アインシュタイン自身の希望は、偶像崇拝を避けるために自分の遺体を火葬にしてどこかに撒《ま》いてもらうことだったのですが、その希望はかないませんでした。アインシュタインの遺体を解剖した医師が、彼の脳を盗み、家に持ち帰ったからです。

生物の種が異なると、脳の構造も異なります。霊長類、すなわち人間とサルは、脳の重さが

80グラムなのか1000グラムなのかにかかわらず、脳に占める神経細胞の比率は同じです。神経細胞の数が10倍になると仮定すると、脳全体の重さは10倍以上になります。ところが、ネズミやリスなどのげっ歯類の神経細胞を大幅に増やそうとすると、脳を巨大化するしかありません。神経細胞の数を10倍にするためには、脳の大きさを40倍以上にする必要があるのです。脳の重さを同じにすると、霊長類の脳のほうが、げっ歯類の脳よりも神経細胞の数が多くなります。霊長類とげっ歯類の間では、脳が大きくなれば、その重量の差以上に獲得する神経細胞の総数の差が広がることになります。もしラットの脳に人間の脳と同じくらいの数の神経細胞があれば、その重さは35グラムになるでしょう〈訳注：一般的なラットの脳は約2グラム〉。私たちは体重に比して最大の脳を持っているだけでありません。グラム単位で比較すると、私たちの霊長類脳にはげっ歯類脳よりもはるかに多い神経細胞が存在するのです。

げっ歯類脳と霊長類脳には大きな違いがあるとはいえ、その基本的原則は同じです。同じ方法で神経細胞どうしが情報交換をしています。そこで私たち研究者は、人間の脳の働きを間接的に知るために、ラットやマウスを実験に使い、その脳の働きを観察しているのです。

未完成の子ども

私たち人間の身体は構造的にみて、もうこれ以上大きな脳を持つことはできません。頭蓋骨は硬く、その容量には限りがあります。大脳皮質が密に折り重なることでようやく収まっていることを思うと、私たちの頭蓋骨はコンパクトに見えますが、それでも母親の胎盤を通るにはぎりぎりの大きさで、出産は困難なものになりました。胎児が正しいタイミングで正しい方向を向かなければ、問題が生じます。それゆえ、小さな頭で産道を通過できるように、新生児の脳は未完成のままです。人間の子どもには、親に依存しなければならない、長い子ども時代が必要になりました。人間は小さくてか弱い赤ん坊として生まれ、その脳は子宮の外でやっと完成します。その結果、私たち人類は、個々の赤ん坊が順調に成長するために、多大のエネルギーを費やさねばなりません。

このように人類は肉体的に弱く、生後20年近くも仲間からの庇護が必要ですが、それでも繁殖を続け、今や世界人口は70億人を突破しました。過去50年間で地球の人口は倍になったわけです。ひ弱な赤ん坊として生まれてきた、頼りない「裸のサル」が、一体どうやって生物界で優位な地位を築いたのでしょう？　走ってもそれほど速くなく、深海に潜れるわけでもなく、暗闇で目はほとんど見えないというのに。これとは対照的に、一般的な捕食動物には頑強な顎《あご》、ずらりと並んだ鋭い歯、獲物をしびれさせる毒や絞め殺す力などの特別な資質が備わっていますし、被食動物にも分厚い甲羅や擬態《カモフラージュ》などの身を守る特性があります。

知能は一種の技術

解剖学的に見ると15万年前のヒトはあらゆる点で現代的なのですが、彼らに抽象的・象徴的に考える能力があったかどうかは、証拠がないのでわかりません。およそ4万年前に私たちの祖先は、絵画やアクセサリーのほかに水瓶《みずがめ》や釣り針などの、かなり高度な道具をつくりはじめました。つまりヒトは肉体的に不利な点を補うために道具をつくったのです。進化のこの時点で、ヒトの脳内で創造力に結びつく変化が起こったことは間違いありません。遺伝子が突然変異したのでしょうか？　それともダーウィンの「適者生存論」にあるように、集団の中で創造力があり、知的な者のほうが魅力的だと思われたので、その遺伝子が後世に残る可能性が高かったのでしょうか？　どちらにしても、確かなことはわかっていません。

斧代わりに石を使っていたヒトが、ピラミッドの建設までできるようになったのは大きな飛躍です。ピラミッドは約4000年前に建てられ、使用した石の数は230万個におよびます。個々のブロックの平均重量は2・5トンで、その面は正確な正方形に近く、縦横の長さの違いは最大でも0・1パーセントしかないそうです。そのようなブロックの運搬にまず必要だったのは筋肉ではなく、エンジニアリング技術、つまり頭脳でした。その2000年後には地球の大きさが測量されました。その値はかなり正確で、今日の測量結果と2パーセントしか違わないといいます。その当時の測量方法とは、2つの町で、日光が落とした影の長さを測ることだったというのに。さらにその2000年後、ヒトはロボットをつくり、火星にまで飛ばすようになりました。

樹上のサルから金曜のくつろぎまで

脳の重さだけではなく、脳のどの部位が重いのかも重要です。私たちが動物よりも知能が高いのは、人間の脳の体重に対する比率が動物より高く、大脳皮質も大きいためです。人間の脳には平均して約860億個の神経細胞があり、そのうちの約160億個が大脳皮質にあります。人間ほど大脳皮質内の神経細胞の数が多い種はいません。大脳皮質は思考と言語の中枢で、パーソナリティ（人格）をつくり、問題解決をつかさどります。人を人たらしめているのは大脳皮質なのです。

この素晴らしい大脳皮質のおかげで、人間という動物は金曜日の夜にソファに座ってテレビを楽しめるようになりました。ワイドショー『ニュースにニュースを』の司会者、ヨーン・アルモースは真剣な表情でニュースを読んだあと、その内容とは正反対の映像を見せます。すると視聴者宅のソファでは笑いがはじけます。脳が皮肉を理解するからです。大脳皮質はたんに表情を読みとるだけでなく、発せられた言葉の裏にある本当の意味を理解することができます。そのためアナウンサーが神妙な顔で読み上げたニュースが実は現実ではなかったと気づけるわけです。ソファに座るあなた自身が、この惑星の奇跡だという自覚はありますか？　独自の進化を遂げた脳以外に、ユーモアと言語を理解できるものはありません。

ほかの動物もコミュニケーションを行いますが、その程度は危険、喜び、空腹の伝達、つがいをつくりたいという欲求の表現にとどまっています。人間は読むことも書くことも話すこともできるので、コミュニケーションに関してはほぼ制約はありません。これらの洗練された「道具」を使って、戯曲やオペラのアリアを書くことができます。それから他人が書いたジョークを読んで笑うことも。

ここが司令塔

大脳皮質は脳葉によって分類できます。脳内の一つの場所、つまり一つの脳葉がつかさどる能力はいくつもありますが、だからといって各脳葉がバラバラに機能するわけではありません。脳内の神経細胞が機能するには、なんらかのネットワークに属していなくてはなりません。また、人間の能力の多くは、脳内の様々な部位の神経細胞グループが連携しあうことで機能します。

頭頂葉は頭頂の下にあり、誰かが手に触れたことや、泣いている時に涙が頬を伝っていることを認識します。

側頭葉はこめかみの内側にあり、記憶や嗅覚《きゅうかく》、聴覚をつかさどります。

後頭葉は視覚に関して決定的な役割を果たしています。

前頭葉のおかげで、多くの哺乳類は思うように動くことができます。

脳の両半球のうち、ある機能に密接に関係しているほうを優位半球と呼びます。言語に関する優位半球には2つの言語領域があります。右利きの人では脳の左半球が優位になりますが、左利きでもその70パーセントの人たちが左半球に言語領域を持っています。言語をつくりだす言語領域は前頭葉にありますが、言語を理解する能力は同じ半球の側頭葉と頭頂葉の間にあります。言語領域の後部が損傷すると、本人にも聞いている人にも理解できないような、うわ言のような音しか発することができなくなるでしょう。あなたの脳は、この世に存在しない単語をでっちあげるのです。また、他人が言っていることも理解できません。前頭葉の言語領域が損傷した場合は、質問されている内容は理解できても、その答えを表す言葉を見つけられなくなります。


ところで、人間の前頭葉には言語をつくりだす以外にもユニークな機能があります。前頭葉の前方には前頭前皮質と呼ばれる部分があり、ここで計画が立てられたり、パーソナリティがつくられたりします。この前頭前皮質は脳のもっとも新しい部分で、進化史上だけでなく、各人の成長過程でも最後に発達する部分なのです。

大脳皮質の各領域が協働することで、人間は分析的思考を行うことが可能になりました。自

図3

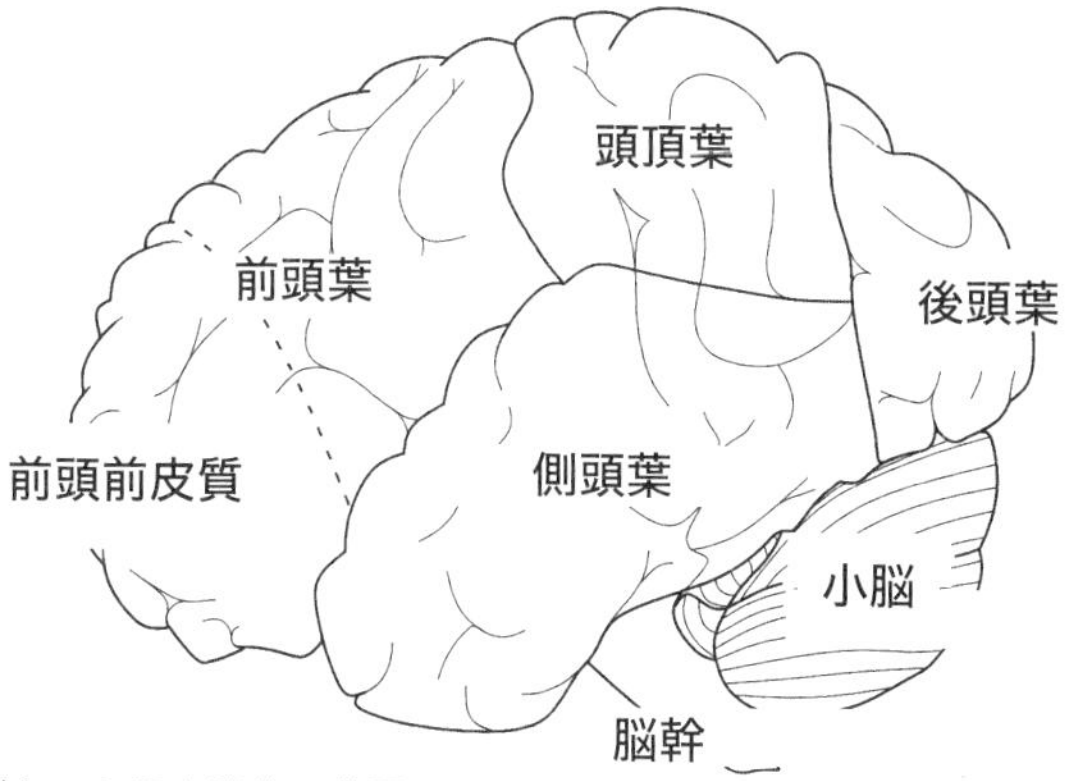

左および上から見た脳葉の位置。

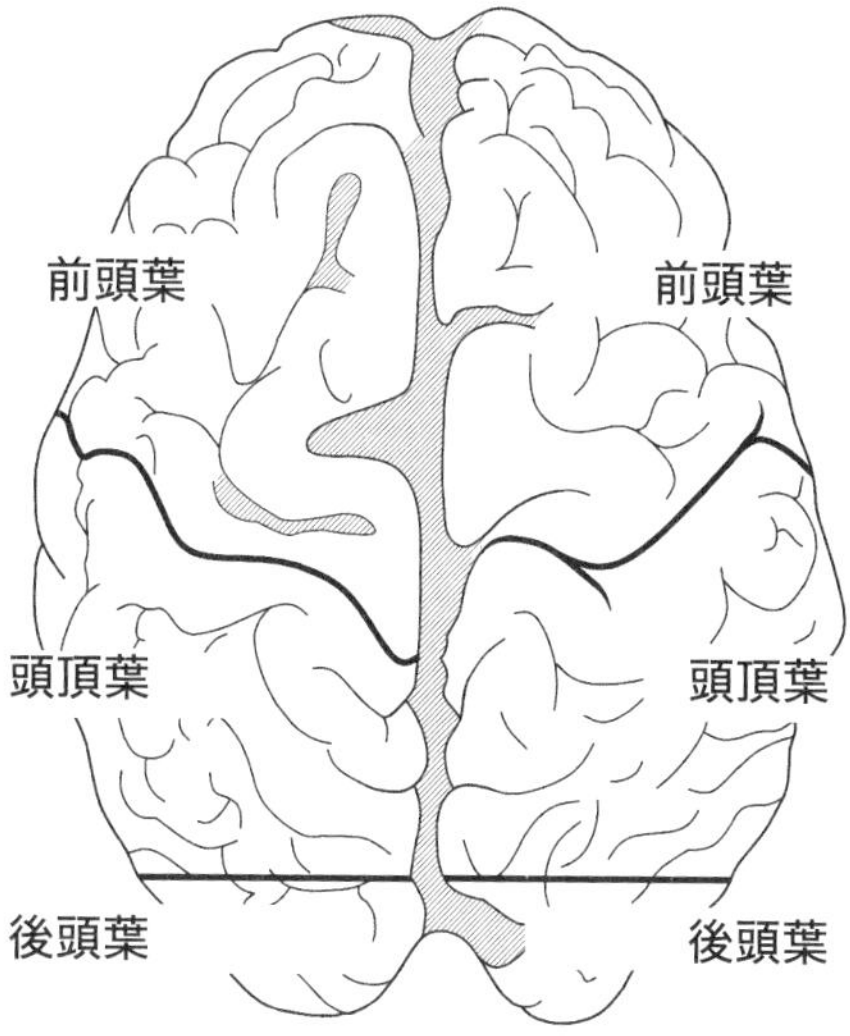

脳を上から見た図で、前頭葉などの各脳葉が左右に分かれていることを示している。

分たちの行動の結果、何が起きるのかを予測し、将来の計画を立てられるようになったのです。大脳皮質のおかげで、この世界に数学者や詩人、作曲家が登場しました。

強くはないが賢くなった

進化においてセックスは非常に重要です。人類の祖先のうち、素早く問題解決できない者や失敗から学ばない者は、遺伝子を次世代に伝える前に死ぬ確率が高かったでしょう。このように賢さは、遺伝子をばらまく上で有利な特性だったので、人類は進化史上、複雑な脳を発達させることができたのではないでしょうか。現代社会では、脳は私たちに敵ではなく友人をつくるように促します。脳のおかげで人は長期にわたって貯金し、その結果、大きな目標を達成できるようになりました。あなたが賢くて適切に振る舞うすべを知っていれば、理解あるパートナー、楽しい仕事、よい友人に恵まれるでしょう。つまり、あなたの魅力が増すのです。進化により、人類は速く走れるようにも、素早く動けるようにもなりませんでしたが、賢くなることはできたのです。

第2章

パーソナリティを探して

「われ思う、ゆえにわれあり」フランスの哲学者ルネ・デカルトが発したこの有名な言葉の意味は、「私は考える、だから私は存在する」です。ところで、「私」とは何でしょうか？　あなたがあなたである理由は？　パーソナリティとは、あなたが自分自身をどのように理解しているか、そして他人があなたをどのように理解しているかが重なって形成されているのです。思考や感情だけではなく、行動や外見もあなたなのです。でも、「自分自身」は不変のものなのでしょうか？

もはや哲学者だけでなく、現在では脳科学者も、これらの問いに答えようとしています。また医学の分野同様、「遺伝か環境か」という問題も浮上します。答えはいつも「両方」です。兄弟姉妹や子どもが複数いる人ならわかるでしょうが、パーソナリティは環境だけでつくられるものではありません。一緒に育った兄弟姉妹でも、まったく異なる気質、考え方、価値観を示すことがあります。

それにもかかわらず、生育環境は重要です。子どもの育て方、それにお手本となる親や兄弟姉妹など身の回りの人の行動なども、子どもの脳の変化に影響を与えるのです。子どもはまわりの様子をよく観察し、そこから学んでいます。ですから悲しいことに、暴力的な環境で育った子どもはやはり暴力的になる可能性が高いのです。同様に、信心深い友人に囲まれた子どもはやはり信仰心が篤くなる傾向があります。思いやりと配慮に満ちた家で育った子どもは、やはり情に厚くなるでしょう。一方、成人になってから、パーソナリティ特性（性格や行動パターン）になんらかの変化が生じるのは稀《まれ》です。

精神の座

デカルトは、人間は考えるから存在すると主張しただけではなく、肉体と精神は別々のものであり、精神には実体がないと考えました。また、私たちが外界から得た情報はすべて、松ぼっくりに似た内分泌腺である松果体（図4参照）に送られると推論しました。情報はこの「松ぼっくり」を中継して、実体のない精神に送られるとしたのです。ところで、精神とは何でしょうか？　もし精神が「私」なら、つまり私たちが考えたり、感じたり、思ったり、行動したりしたことの総和が精神なら、精神は私たちがパーソナリティと呼ぶものとかけ離れていることはなさそうです。

デカルトの時代から200年後、アメリカの鉄道建設中の事故で、作業員フィネアス・ゲージの頭を、長い鉄の棒が突き抜けてしまいました。医師の治療を受け、半年後には回復したかのように見えましたが、彼のパーソナリティは完全に変わってしまいました。前頭葉の大部分

図4

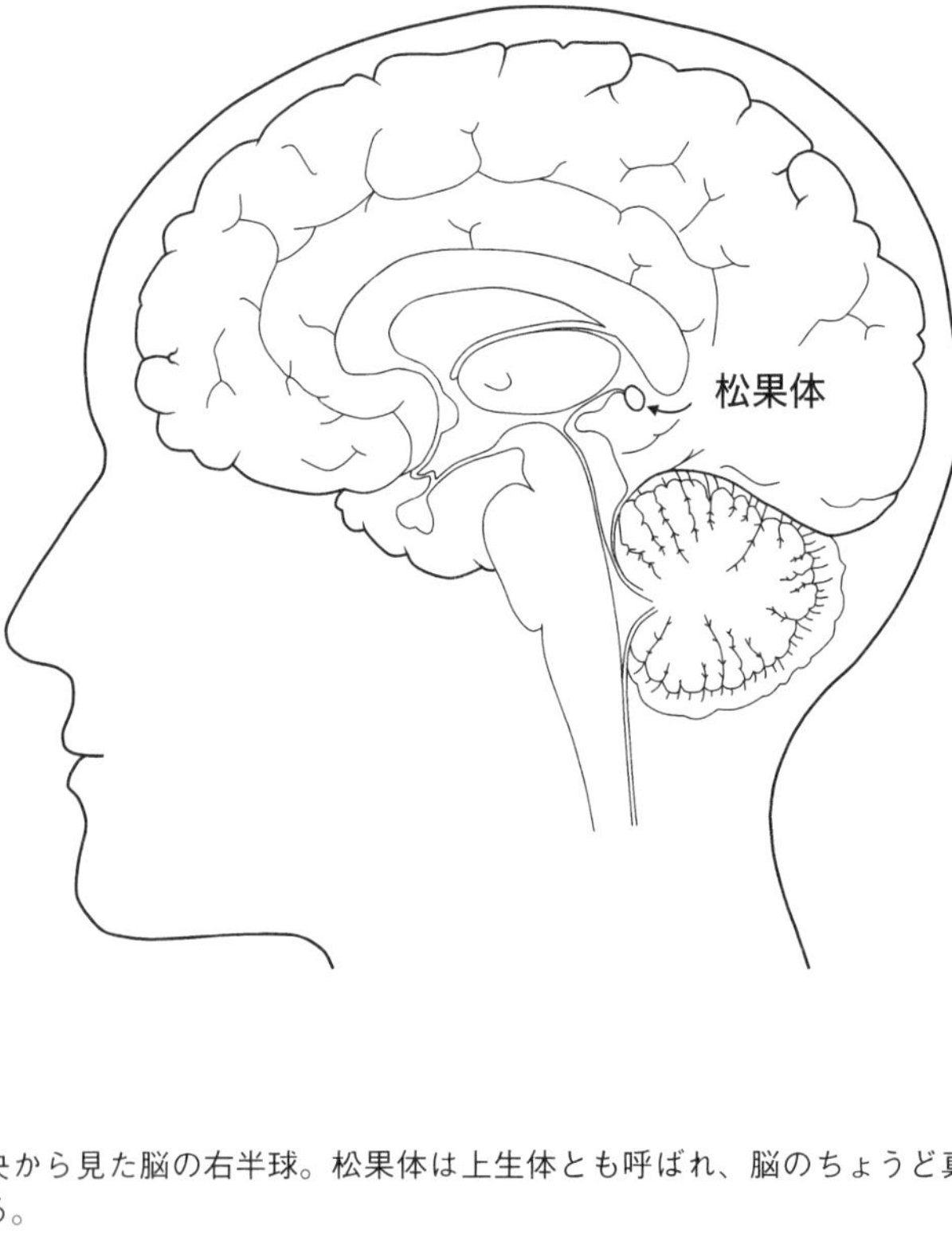

中央から見た脳の右半球。松果体は上生体とも呼ばれ、脳のちょうど真ん中にある。

が破壊されてしまったため、彼は以前のように約束を守ることも、情動を抑えることもできなくなってしまったのです。その結果、彼は仕事に就くこともできず、孤独ですさんだ生活の中、重度のアルコール依存症で事故の12年後に亡くなりました。この事例は科学者にとって、脳が傷つくとパーソナリティが変化することを初めて証明した貴重な事例となりました。パーソナリティとは不変であり実体のないものと考えられていたのに、前頭葉の損傷がもたらす結果をまざまざと見せつけられたのですから。精神の座はたしかに脳内にあるのですが、ただしその部位は松果体ではありませんでした。ところで、デカルトも注目したこの松果体は、人間の概日リズムを調整するホルモンを分泌することが証明されています。デカルトの時代から遡ること1400年、古代ギリシャの医学者ガレノスは、精神とは脳内を流れる液体、つまり脳脊髄液のことだと主張しました。

このように歴史上、多くの哲学者、神学者、科学者たちが精神の座について示してきた見解の多くを、現代の私たちが笑い話にできるのは科学が進歩した証拠です。

前頭葉

前頭葉が損傷を受けると、その人のパーソナリティ特性の多くが失われます。どういうわけか、そのような人々は互いに似通ってきます。では、健康な前頭葉の機能とは何でしょうか？　前頭葉は、あなたに将来の計画を立てさせます。前述のフィネアス・ゲージはこの能力を失いました。明日失業する心配がないのなら、今日ベッドから起き上がって急いで出勤する必要はありませんよね？　前頭葉にはあなたが計画を実行するのを助けると同時に、バカな行為を止めさせる働きもあります。前頭葉がきちんと機能しなくなれば、あなたは自制心を失い、後悔するようなこと――正確には「客観的に見て後悔すべきこと」――をしてしまうでしょう。前頭葉の損傷はまた、自己認識の大部分を消失させます。事故後のフィネアス・ゲージは周囲の人々の心を傷つけ、不快にしました。脳の前方の損傷は、あなたの性格を冷淡にします。以前のようにほかの人々のことを理解できなくなりますが、何よりも自分自身がひどく無気力・無関心になります。

融通がきかなくなり、ゲームのルールが変わったことが理解できなくなる場合もあります。このことをテストする時、脳科学者の多くはトランプのカードを用います。カードを分類するよう指示された被験者は、そのルールを、試験者の反応（点数化）を見て判断していきます。徐々に被験者は、黒のカードはあちらの山に、赤のカードはこちらの山に積めばいいのだと理解します。ところが、しばらくして試験者がスペードとクローバーを一緒にするのは誤りだという点数をつけると、当然、被験者は混乱します。色でカードを分類すると思っていたのに、いきなりマークで分類しろと言われたようなものなのですから。ここで普通の人であればゲームのルールが変わったのだと理解し、次からはカードをマークで分類するようになります。一方、前頭葉を損傷した人はここで典型的な行動をとります。ゲームのルールが変わったことが理解できず、何度も何度もクローバーとスペードを同じ山に積むのです。

額の内側の指揮者

前頭葉は、もろもろのパーソナリティ特性を管理するだけではありません。前頭葉がなければ、私たちは指を振ることさえできないのです。身体の動きはすべて前頭葉の後部によって支配されています。前頭葉の前部は前頭前皮質と呼ばれ、私たちをモラルとユーモアを備えた人間らしい存在にしてくれます。前頭前皮質には、あなたの行為が引き起こす結果を事前に判断する能力があり、社会的な規範や枠組みに当てはまる行動をあなたに促します。この部位にはワーキングメモリも含まれています。ワーキングメモリは感覚情報を一時的に保存しますが、やがてそれらの情報が読みとられ、現在進行中の情報処理やすでに保存された情報に結びつけられます。

この前頭前皮質はあなたの脳の指揮者、あるいは、「私」が受け取った情報をまとめ、全体像を組み立てる司令センターとなるのです。前頭前皮質は、大脳皮質のほかの部位からだけではなく、脳の深部の爬虫類脳領域からの神経信号をも受け取ります。前頭前皮質は、記憶、知性、感情のような複雑な機能を統合する高次の役割を担っています。記憶、知性および感情が統合されることによって、パーソナリティや良心など人間ならではの特徴が初めてつくりだされるのです。

パーソナリティのありか

前頭葉は極めて重要ですが、パーソナリティのような複雑な機能が働くには、脳の様々な領域どうしが大掛かりに連携する必要があります。「あなたは何者?」と尋ねられれば、ほとんどの人は自分の名前、年齢、住所、職業などを答えるでしょう。このような事実についての情報は、頭頂葉が管理しています(図5参照)。この本を支えている手が自分のものだと認識できるのも、あるいは、本を載せている膝が自分の膝だということが認識できるのも、頭頂葉のおかげです。脳梗塞により左右の頭頂葉の一つがダメージを受けると、「他人の腕がベッドにある!」と思って飛び起きてしまうかもしれません。つまり頭頂葉は自分自身を認識するために必要なのです——肉体的な「私」だけではなく、「私」内部の思考や判断までをも認識するために。

側頭葉は感情と記憶の中枢で、周囲の人があなたをどう判断するかは、この領域にかかっています。側頭葉の内側にある大脳皮質の一領域は島《とう》皮質と呼ばれています(図5参照)。頭頂葉が自分の腕や脚が自分のものだと認識させるのに対し、島皮質は自分の写真や記憶が自分のものだと認識させます。あなたが自分の特徴を表す言葉を探す時にも、同じ大脳皮質の領域を使用しています。

かつて小脳には運動を制御する機能しかないと言われていましたが、現在ではいくつかのパーソナリティ特性にとっても、非常に重要だと考えられています。あなたの小脳が正常に機能しなくなると、あなたは最初に頭に浮かんだことをすぐに言動に移してしまいます。つまり、「ヘマをしないように」といったんあなたにブレーキをかけるものがなくなってしまうのです。これは、前頭葉が損傷した場合の事例と似ています。それから、あなたの感情は不安定になります。さっきまで笑っていたのに、すぐに悲しみに打ちひしがれ、次にカッとなる状態が繰り返されるのです。

パーソナリティとは、あなたの見解や行動選択の集大成とも言えます。人が何かを決定する時、自覚するゆうに1秒前にはすでにその決定を下していることがわかっています。意思決定処理の開始に、あなたの意識は関与していません。「手を上げよう」と決定するから、自分の手が上がるのだと私たちは思いがちですが、実際には、自分が決定したと知る時には、すでに身体の動きの計画はすんでいます。意識的な選択に関する研究の多くは、簡単な調査方法で行われました。被験者は時計を見ながら、左手と右手にあるどちらのボタンを押すかを選びます。被験者への指示は、「手はまだボタンを押していないけれど、頭の中でどちらのボタンを押す

図5

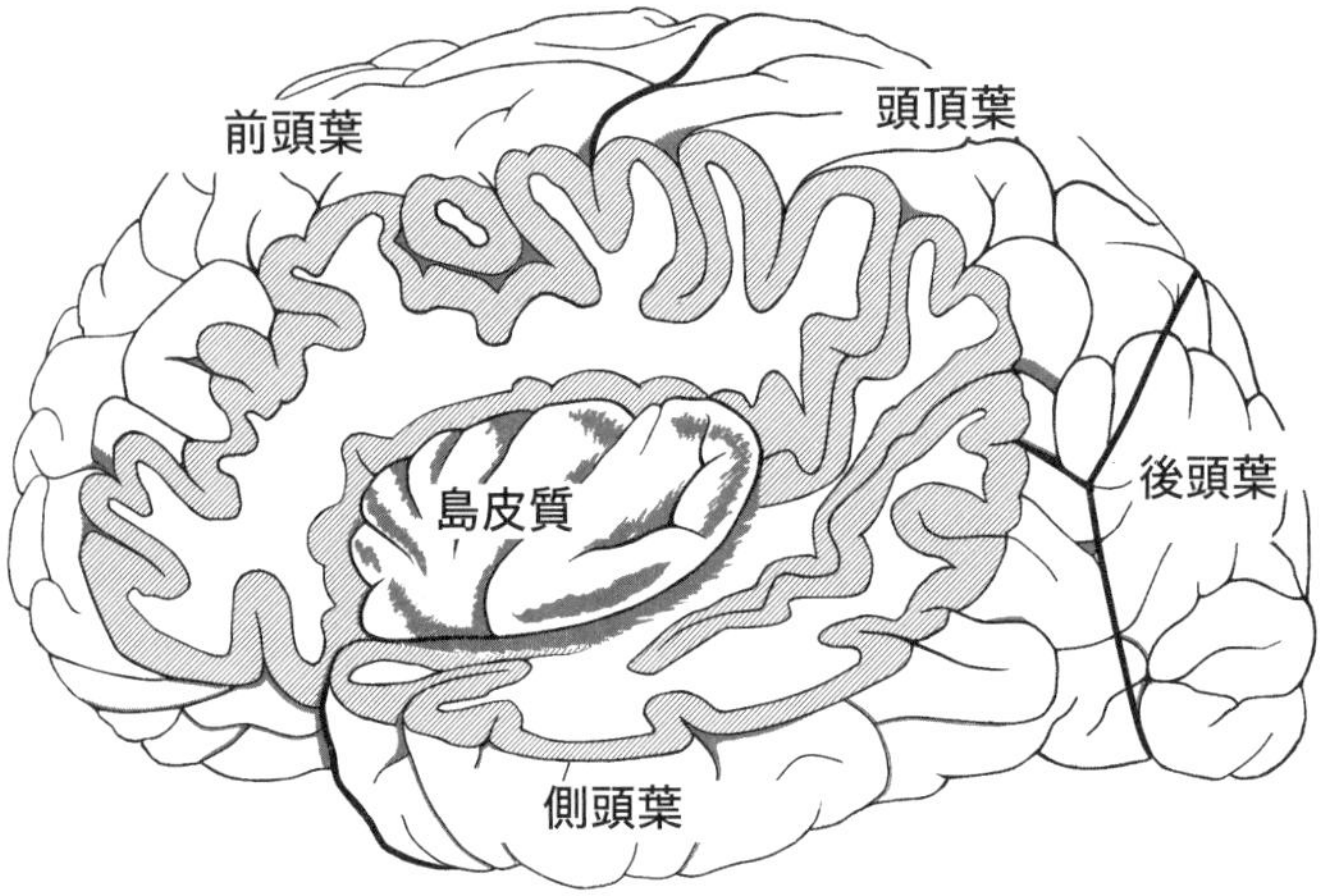

脳の左半球を外側から見たところ。各脳葉の名称を示している。側頭葉の内側の皮質領域、島皮質を示すため、脳の一部は省略してある。

か決定した瞬間に、秒針がどこにあったかを記憶するように」というものでした。また、被験者の頭に電極をつけておけば、被験者が決定したと自覚する前に、どちらの手がボタンを押すのかがわかります。とはいえ、これ以上複雑で困難な選択、たとえば職業や配偶者の選択について、同じ実験は行われていません。たとえこのような重要な選択を、選択したと自覚する前ににしたとしても、その選択は依然としてあなたのもので、他人があなたの代わりに選択したわけではありません。あなたとはあなたの脳のことなのですから。

脳が分離されるとパーソナリティも分離される？

パーソナリティが脳内の1カ所にある単一のものでないとすれば、その結果、どうなるのでしょう？　ほぼすべての脳葉は、私たちのパーソナリティの要素である性格や行動パターンに何かしら影響をおよぼします。情報は脳の右半球と左半球の間の脳梁《のうりょう》を通ります。脳梁は白質でできていて、車線が数億本もある「情報ハイウェイ」と言ってもいいでしょう。このコミュニケーションの橋は、左右の脳半球をつないでいるので、左右の前頭葉、頭頂葉および側頭葉の間の情報も、もちろんここを通ります。

患者の病状が深刻な場合、最後の手段として、脳梁を除去する手術（脳梁離断術）が現在でも稀に行われます。深刻な病状とは、たいてい「てんかん」に起因するもので、発作波が脳全体に広がるのを防ぐことが手術の目的です。このような手術を経験した患者の中には、「別々に考えている2つの脳があるみたいだ」と訴える人もいます。脳の一つはズボンを脱ぎたがっているのに、もう一つはそれを穿《は》いたままにしたいのです。その結果、片方の手はズボンを下ろそうとし、もう一方の手はズボンを引っぱり上げようとします。左右の脳半球にはそれぞれの思考、感情、経験、記憶があります。つまり、それぞれ別の「心」があるのです。

では、脳が分離されると、パーソナリティも分離されるのでしょうか？ この疑問は議論され、検証されてきました。その結果、パーソナリティが2つになる場合、左右の各脳半球に一つずつとてもよく似たパーソナリティが存在することが明らかになっています。脳梁離断術がもっぱら成人の患者を対象に行われることを考えれば、これはそんなに不思議なことではありません。

ジキル博士とハイド氏

心理学用語の「意識の解離」は、脳の分離とはまったく別です。ごく軽い「意識の解離」は、あなたも体験したことがあるはずです。何かに集中している時、他人の言葉は耳に入りません。

図6

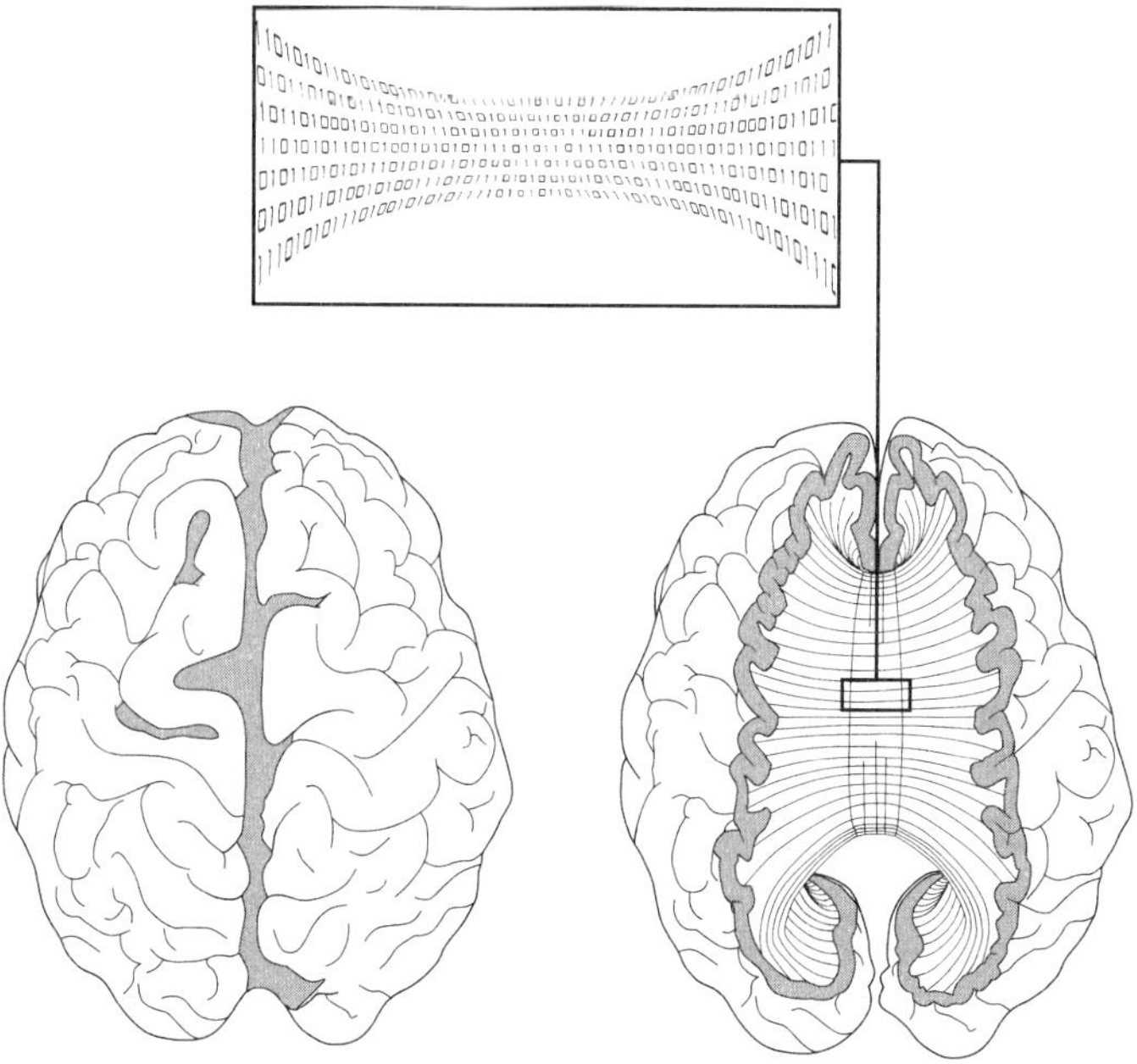

左右の脳半球を上から見たところ。右側は、大脳皮質が見えるように脳の一部を削ってある。脳梁は右半球と左半球の間のコミュニケーションの架け橋。

もっとも深刻な段階になると（あなたが体験していなければいいのですが）、まったく違う意識が交互にあらわれます。同じ人の中から、独自の好みや行動パターンを持つ2つ以上のパーソナリティが出現するのです。あるパーソナリティは独自の記憶を持っていますが、別のパーソナリティに起こった出来事は覚えていません。これを扱った文学や臨床研究における、パーソナリティの内容は様々で、互いに正反対の場合もあるとしています。ジキル博士とハイド氏からは、パーソナリティ分離の特性がいくつか見てとれます。ジキル博士は親切で思いやりのある医者で、ハイド氏はその真逆のパーソナリティを持ちます。このスティーヴンソンの小説でのパーソナリティ分離は、ジキル博士が自分の中の2つのパーソナリティを分離するという着想により行った実験の結果なので、もちろん解離性同一性障がいの実際の例ではありません。

あなたは変われます――少しは

シナプス、膜電位および神経伝達物質とが相まって、あなたのパーソナリティをつくります。シナプスは神経細胞どうしをつなぎます。思考、感情および意欲は、脳内の科学的プロセスおよび物理的プロセスによって生じます。人間は生物学上の掟《おきて》にしたがって生きていますが、決してその奴隷ではありません。脳は周囲から影響を受けます。人の意見は変わりますし、悪い習慣を断ち切ることも、感情の爆発をコントロールすることもできます。鍋をつかもうとしてとても熱かった時、思わず汚い言葉があなたの口から出そうになったことがあるでしょう。つまり脳の一部から言語中枢に信号が送られているのですが、この時、前頭葉が介入してくれれば、あなたは近所の子どもたちの前で恥をかかずにすみます。あるいは頭に血が上った時に書いたメールを、送信ボタンをクリックする直前に思いなおし、削除して書きなおしたとしましょう。そんな時には額に軽く手を当て、内側にある皮質に感謝してください。

もしあなたのパートナーが、脱いだ服を寝室の床に放りっぱなしにするタイプなら、脳には可塑性、つまり変化する力があることを覚えておいてください。習慣は人生そのものを変えます。とはいえ、あなたの愛する人に根本的に変わってほしいと望んでも、歯を食いしばって耐えるか、あるいはさっさと別の人を探すかのどちらかになってしまいますが……。パーソナリティは、生まれつきの脳とその後の成長過程に深く結びついているので、驚くほど安定しています。個々のパーソナリティ特性、つまり行動パターンなどは修正可能ですが、日常生活ではそれ以上の望みは持たないほうがよいようです。

脳は群れる

人類は群れを成す動物です。私たちの脳は、他人と協力したり、他人からの命令にしたがったりするよう私たちを導きます。これは、社会をつくる上で非常に重要です。でも、もし私たちが、ルールはでたらめ、リーダーのやることはそれに輪をかけて荒唐無稽というような環境に放りこまれたらどうなるでしょうか？　何千年もの間、美徳とされてきた私たちの特性が、私たち自身の破滅のために悪用されたとしたら？

　１９３０年代、アメリカ、インディアナ州の貧しい家で、ある少年が育ちました。母親は働きづめで、父親はアルコール依存症でした。のちに近所の子どもたちは、彼は宗教と死にとりつかれていたと語っています。葬式ごっこをするためだけに、通りにいた猫をナイフで何度も刺して殺すほどだったのです。やがて一緒に遊んでくれる子はいなくなり、その幼い少年は、自分はのけ者にされたと感じました。白人だった彼は、当時、白人社会からかなり排除されていた黒人と自分は同じだと思うようになりました。そんな彼も信仰を通じて仲間を見つけました。そして20歳を少し過ぎたころ、「人民寺院」という宗教組織を立ち上げたのです。

　人民寺院は人種や階級に関係なく、あらゆる人を受け入れました。貧しい家の少年が、何千人もの信徒を抱える教団のカリスマ的指導者になったのです。彼の名前はジム・ジョーンズ。人民寺院は徐々にカルト教団の様相を帯びてきました。信徒は教団の土地に住んで働いていたのですが、外部との接触はほとんどありませんでした。ジム・ジョーンズは専制君主のように振る舞い、誰と誰が結婚するのかを決め、自らへの批判は断固として許しませんでした。やがてアメリカ国内で教団への懸念が高まると、教団はすべて南アメリカのガイアナへ移動しました。新たにつくられた町をジョーンズタウンと名づけて。

1978年11月18日、909人の教団メンバーが、ジョーンズの命令で自殺しました。親たちは子どもに先に毒を飲ませ、それから自分も毒をあおったのです。これは歴史上最大の集団自殺事件です。

でも、なぜ反乱が起きなかったのでしょう？　メンバー一人一人が異なるパーソナリティを持っていたのですから、当然、考え方や判断基準もバラバラだったはずなのに。「洗脳」というのは、アメリカのCIA（中央情報局）が中国や北朝鮮で捕虜になっていたアメリカ人兵士が共産主義を支持したり、アメリカに帰国する意欲を失ったりする現象を合理的に説明するため、使いはじめた概念です。洗脳に関する脳科学の研究は驚くほど少なく、集団内での人間の思考に関する研究の一部として行われてきました。

このような研究から繰り返し証明されてきたのは、普通の人間が集団から影響を受けると、通常ではしないような行動をとってしまうということです。あるアメリカの高校の歴史の授業で、生徒たちはなぜヒトラーとその思想がドイツで支持されたのか、理解できませんでした。そこで教師はそのプロセスを実験することにしました。教師は歴史の授業で、ナチズムを模した「サードウェーブ」という名のグループを生徒たちにつくらせ、規律と仲間意識を持つよう強調しました。数日たつとグループは教師がコントロールできないほど勢いを増しました。この実験を中止せざるをえないと悟った教師は、その時には数百人にまで膨らんでいたメンバーを集め、「君たちの真のリーダーを見せてやろう」と言いました。生徒たちの前に示されたのは、ヒトラーの写真でした。自らが熱狂していた運動の正体を知った生徒の多くは泣きはじめました。この授業をモデルにしたドイツ映画『THE WAVE』（２００８年）を観た時、私は「そんな実験があっても、私だったら、グループに参加しろという圧力に負けなかったあの女の子みたいになれるわよ、絶対」とつぶやきました。「私の脳は孤立に耐えられるから大丈夫」と。

とはいえ、実際のところは、私の脳が本当に、周囲に流されないかどうかはわかりません。アメリカの心理学者スタンレー・ミルグラムによると、通常の知能を持つ人々の65パーセントが、権威者から指示されれば、仲間に危害を加える可能性があるそうです。このミルグラムの実験で被験者は、指示を出す者が全責任を取ること、実験で苦しむ人と同室にならないことが保証されました。ほかに「汚れ仕事」をする人がいて、直接自分が誰かを傷つけるわけではないという設定では、実に90パーセントもの被験者が指示にしたがいました。ところが、実験に反対する人と同室になり、実験をすればその人が苦しむことになる設定では、指示にしたがう被験者の割合は減りました。実験結果に、被験者の性別による差はありませんでした。すべての指示にしたがった人も含め、被験者たちからは、この状況を不快に感じる様子がありありとうかがえました。脳内のストレスホルモンのせいで汗をかき、口ごもりながらも、言われたとおりにしていたのです。実は、そのような兆候に気づいた時には、同調圧力や集団思考に抵抗するほうが楽なのですが……。

誰かが組織に立ち向かっていれば避けられたはずだと、多くの人たちが思っている、NASA史上もっとも深刻な2つの事故があります。いずれもスペースシャトル発射前、技術面に疑問が投げかけられました。しかし、打ち上げの遅れを避けたいという声はその何倍も大きく、関係者は沈黙せざるをえなかったのです。その結果、チャレンジャー号（1986年）およびコロンビア号（2003年）の乗組員は全員死亡しました。

私たちが自身の批判精神をシャットアウトし、集団に迎合してしまうのは、どんな時でしょう？　前頭葉でさえ、ある状況では、人間らしいルールを守るという教訓を封印しなさいと、私たちに語りかけてきます。つまり、前頭葉は常に正しいわけではないのです。前述のような身体の兆候に気づいた時のほうが、過ちを避けられます。あなたが自分にとって非常に重要、かつ親密なグループで働いている時には、大いに警戒が必要だと、心理学者のアーヴィング・ジャンスは言います。なぜなら、あなたは他人を不快にするような意見や情報を口にしなくなるからです。そのうえ、ストレスが大きく、外部の意見から遮断され、強大なリーダーがいる場合には、その職場は危機にさらされています。

誰かがあるプロジェクトに疑問を挟むと、上から「みんなが不安になることを言わないでほしい」という答えが返ってきたとしたら、それは警告灯がともっているサインです。メンバーが発言に自己検閲をかけるグループなんて不健康です。反対意見であっても、結果的にプロジェクトの改良につながるかもしれないのに、グループから排除されるのを恐れて、誰も正面切って抵抗しなくなるのです。自己検閲は偽りの団結を生みます。グループ内の誰も反論できなくなってしまうのです。

「ここで我慢して黙っておくべきか、それとも思い切って自分の意見を言うべきか？」いつかこれらの2つの選択肢に悩む場合に備えて、私がさっき言ったことを後頭部の片隅に入れておいてくださいね。あれ、私、後頭部って言いましたか？　もちろん、前頭葉の間違いですよ。

パーソナリティは病気になるか？

病的なパーソナリティ特性を持っているからといって、その人が病気とは限りません。そのような人もいる、というだけのことです。普通という概念には幅広いスペクトラムがありますが、その両端に位置するのが「パーソナリティ障がい（人格障がい）」です。意地が悪い、自己中心的、衝動的、大袈裟《おおげさ》、あるいは強迫観念がある、またそれが行きすぎた状態のことをそう呼びます。連続テロ実行犯アンネシュ・ベーリング・ブレイビクの裁判の過程で、ノルウェー中がこの概念を知ることになりました。第1回の精神鑑定の結果では、彼は精神疾患であると診断されました。そのため、刑法上の罪は問えないと。2回目の鑑定ではパーソナリティ障がいという診断が出ました。これなら刑法上の責任が追及できます。パーソナリティ障がいは、狭い意味では病気ではありません。しかし、パーソナリティ特性が普通という概念からかなり逸脱しているため、個人として生きる上で、あるいは周囲の人々と関係性を築く上で問題が生じます。

パーソナリティは環境によって形づくられ、成人してからはっきりとわかるものなので、子どもにパーソナリティ障がいの診断が下されることはまずありません。一部の事例では、臨床心理士と精神科医は、逸脱したパーソナリティ特性を改善するため、脳の可塑性を利用してきました。とはいえ、そのような治療は、本人が自分のパーソナリティ特性を変えたいと望んでいることが前提です。一方、自分自身に病的に執着する「自己愛性パーソナリティ障がい」では、本人は自分の問題に気づいていません。これより有名なパーソナリティ障がいとしては、かつてサイコパスと呼ばれていた「反社会的パーソナリティ障がい」が挙げられます。2回目の精神鑑定では、ブレイビクはこれら2つのパーソナリティ障がいを有していると診断されました。この2つに共通しているのは、他人への共感の欠如です。

精神的なものは身体的なもの

臨床心理士および精神科医は精神医学に従事しますが、神経内科医および神経外科医は臓器としての脳を扱うので身体医学の専門家です。精神と身体は密接に関係しているとわかっていますし、いずれの職業もすべて脳を扱っているというのに、なぜこのように境界線がはっきりしているのでしょう?
私たちのパーソナリティは超自然的なものではなく、遺伝と経験が混じりあったものです。これら遺伝と経験が組み合わさることで、やがて各人の脳内で神経細胞どうしが結合します。私たちの感情やパーソナリティ特性に影響をおよぼす病気は、一般的に精神疾患と呼ばれます。このように、デカルトが精神と肉体の間に引いた明確な境界線は、今でも残っています。一方、近年では、いわゆる精神的な病気の原因が身体にあると次々に報告されています。前頭側頭型認知症の患者の約半数が、一般的に精神疾患の範疇《はんちゅう》に入る反社会的行動を取るようになります。万引きや飲酒運転など、その人がするとは以前は考えられなかった、社会ルールを無視する行動を取りはじめます。この前頭側頭型認知症は、前頭葉および側頭葉の神経細胞が大量に失われることが原因なのです。

私たちの生物学上の知識は、脳腫瘍や脳組織の明白な欠損による認知症など、明らかに身体上の病気に偏っています。後頭葉に腫瘍ができると目が見えなくなり、前頭葉の腫瘍は患者のパーソナリティ特性を変えてしまいます。

脳科学は、うつ病、不安障がい、統合失調症など古典的な精神疾患についてはあまり解明してきませんでした。脳科学がもっとも遠ざかっている分野と言ってもいいでしょう。その理由の一つは、これらの病気の診断が症状のみに基づいていることです。あなたが長期間、悲しみに沈んでいる場合には、うつ病と診断されるでしょう。うつ病は脳内の化学反応において何十、おそらく何千もの障がいが起こっているためだと考えられています。統合失調症も同様です。研究者たちは、幻覚を見る人々についてその原因を探っていますが、対象となるグループは実に多様で、遺伝により生まれつき幻覚を見てしまう人もいますし、薬物の摂取による脳内の化学反応が原因の場合もあります。調査対象グループが複合的である以上、「統合失調症はなぜ起こるのか」という質問に対して、単純で統一的な答えは期待できません。臨床心理士、神経内科医および脳科学者が、各自の専門分野の研究に満足するだけでなく、互いにもっと協力すれば、精神疾患の研究はずっと前進するでしょう。

いわゆる「精神疾患」のもっとも深刻な症例の治療過程では、多くの過ちを犯しました。このような過ちは、研究の知識レベルがもっと高ければ避けられたかもしれません。ロボトミーはその最悪の例の一つです。ロボトミー手術とは、前頭葉の前頭前皮質内の神経細胞の結合を切断することです。多くの事例では、手術後に患者の興奮は収まりましたが、そのパーソナリティはすっかり変わってしまいました。感情反応は低下し、自己統制、自発性および自己認識が喪失してしまったのです。幻覚症状のある患者の治療のためにこの手術をはじめたポルトガルの神経科医がノーベル生理学・医学賞を受賞したのは、ほんの60年前のことでした。この事実は、私たちが人間の精神について知っていることはごくわずかだ、ということを表しています。前頭前皮質は、20世紀の後半になるまで、解けない謎のままでした。前頭前皮質はそれほど重要ではない、と考えられていたことが主な理由です。しかし、1848年のフィネアス・ゲージの鉄道建設事故をきっかけに、学会はパーソナリティの中枢は前頭葉であると認めました。この出来事は脳科学史の流れを変えました。病気の原因が特定できれば、その治療に必要な知識を得たことになります。ですが、いわゆる「精神疾患」の背後に潜む謎を解くまでには、まだまだ長い道のりが続きそうです。

動物にもパーソナリティはあるの？

動物は、人間に比べれば単純な生き物です。しかし、げっ歯類には前頭葉があるので、なんらかのパーソナリティ特性を持っていることになります。人間の前頭葉は脳の全容量の30パーセントを占めています。前頭葉のおかげで人間はユーモアを解し、自己を認識し、モラルを持ち、状況を判断することができます。犬の前頭葉の容量は脳全体の5～6パーセントしかありませんが、少なくとも彼らには、関心のある物事に対する注意深さはあります。

私たち人間には記憶があるので、過去を系統立てて記憶したり、未来の出来事を予測したりできます。そのおかげで私たちは、時間軸が変わっても自分は同じ人間だと思えるのです。私たちは自分自身を意識しています。脳幹には、いわゆる網様体賦活系があります。これは神経細胞の一群で、人間の覚醒や集中力を高めます。つまり私たちを目覚めた状態にし、前頭葉の活動を活発にしています。それゆえ、網様体賦活系の活動は、私たちが意識を持てることの前提条件なのです。一方、どんな意識を持つかは前頭葉が決めます。

動物の場合、記憶と意識はそれほど密に連携していません。たとえば、時間の感覚では、動物にとってはほとんどいつも「今」なのです。自分の歴史を明確に理解している生き物は、現在わかっている範囲では、人間だけです。

「私自身」という意識は、私たちの祖先がつくった複雑な社会生活の中で発展してきました。大昔の人類は小さなグループをつくり、食べられそうなものを見つけた時には分けあっていました。そのためには自制心と協力が必要で、「私自身」という意識を持たねばなりませんでした。動物にも「私自身」という意識はあります。たとえば、チンパンジーは鏡に映った自分の姿を認識できますが、それでも「私自身」という意識は人間より低いのです。

性格検査

多くの企業が、プロジェクトグループを最適化するために性格検査を導入しています。もっとも使用頻度が高いのは、いわゆる「主要5因子性格検査」です。人間の性格を5つの因子に分類し、それぞれの特性について質問を設けます。被験者は、それぞれの特性が、自分にどれくらい当てはまるのか5段階で回答します。主要5因子とは以下のものです。人との交わりに対するエネルギーと喜びがあるか（外向性）、周囲とうまくやれるか（協調性）、自己規律と秩序を重んじるか（勤勉性）、精神的なバランスが取れているか（情緒安定性）、情報処理と熟慮ができるか（知性）。被験者がこれら5因子（およびその組み合わせ）をどの程度持っているかで、その人の性格がある程度わかるとされています。

この検査は研究でも企業でも広く使われており、インターネット上には自分でできる短縮版があふれています。とはいえ、検査の解釈には慎重さが求められます。私たちは、どんな状況でも常に同じパターンで行動しているわけではないからです。この検査に家庭・家族版があれば、仕事で受けた検査とは異なる回答をする人もいるでしょう。誰かが嫌味を言ってきたら、その対応は聞き流すか、笑い飛ばすか、あるいは正面切って言い返すか、のどれかでしょう。「今はどう反応すべきか」という問いに、あなたの脳は次々に提案を投げてきます。あなたの立たされている状況を鑑みて、前頭葉はあなたの選択を助けます。リーダーの役割を果たすべき状況もあれば、その必要のない状況もあるでしょう。

脳が複雑なのですから、パーソナリティも同じく複雑です。私たちのパーソナリティ特性は、必要があれば強化したり抑制したりできます。あなたが脳について知れば知るほど、ネガティブな衝動を楽に抑えられるようになります。そして、あなたの周囲の人たち――健康な人でも病気の人でも――のパーソナリティと脳の関係が容易に理解できるようになります。今この時にも世界中の脳科学者たちがその謎を解明しようと努力を続けているのです。

第3章

記憶と学習

学習と記憶は文化の基礎です。学習をしなければ、人類の進歩は止まってしまうでしょう。記憶能力と記憶情報がなければ、私たちは親戚や友人に会っても素通りしてしまうでしょう。

脳内の様々な部位に損傷を受け、その結果、記憶機能を失ってしまった人々がいます。彼らに関する研究は、記憶について多くのことを教えてくれます。もっとも有名な患者はヘンリー・モレゾン、脳科学の世界ではHMという略称で呼ばれています。1933年、7歳の時にHMは自転車事故に遭い、てんかんを発症するようになりました。てんかんとは、脳内の一定領域または脳全体で、神経活動が暴走するために発作が起きる疾患または症状のことです。HMは、激しい痙攣《けいれん》をともなう、意識を失うほどのてんかん発作を起こすようになりました。懸命な治療が続けられましたが、HMの発作はひんぱんだったため、彼は普通の生活を送れなくなってしまいました。なんの予兆もなく発作に襲われ、痙攣を起こしたまま床に倒れてしまうのです。ついには学校での勉強も諦《あきら》めざるをえませんでした。

どうしても病気を治したい。事故から20年後、HMと彼の家族は一縷《いちる》の望みをかけて、最先端の研究をしていた神経外科医に連絡を取りました。その医師は、HMのてんかんの発生源は脳の側頭葉の内側だと推定しました。そして手術を行い、両方の内側側頭葉を除去した結果、

HMのてんかん症状は改善されました。

ところが、その代わりに、HMは新たな記憶をつくる能力を失いました。心の中で時空を超えた旅をするために、記憶機能を使うことができなくなってしまったのです。「今を生きろ」とはよく言われますね。人は、過去や未来をあれこれ悩むよりも「今、ここ」に集中して生きるべきだと。ところがHMは逆に、「今」だけに縛られているのです。HMに会ってみると、彼は礼儀正しくあいさつするので、彼と少し話してみようと思うでしょう。ところが、1時間後に再会すると、彼はまた新たに自己紹介をはじめるのです。もちろん、だからこそ、様々な方法で検査しようとする、すべての研究者に対して、彼は尋常ならざる忍耐強さを示したのですが――それも50年以上の長きにわたって。本当は一度体験したことであっても、彼にとっては、何もかもが初めての体験になってしまうからでした。

ディズニー映画『ファインディング・ニモ』では、息子ニモを探す父親が、能天気な青い魚ドリーと旅仲間になります。ドリーにはHMと同様に、新しい記憶の保存が困難です。とはいえ、彼女の記憶力はHMより少しマシなようです。なぜなら、ドリーは排水管に「シドニー」と書いてあるのを読み、自分が魚探しのためにシドニーにいるのだと理解できるのですから。ドリーはニモの名前を、似た単語としょっちゅう呼び間違えますが、これは出会った人に関する記憶がそもそもないHMにはまったくできないことでした。出会ったこともない人の名前なんて、覚えているわけがないですよね。

短期記憶

ドリーもＨＭも、文を完成させるだけの記憶能力はありました。ＨＭの研究をはじめる前、脳科学者たちは記憶機能は単一だと考えていました。けれどもＨＭを観察していると、人は記憶能力の一部を失っても、ほかの記憶能力は保持しているようなのです。この観察結果から、やがて学界は、記憶機能を短期記憶と長期記憶に分類するようになりました。ＨＭの短期記憶は失われていませんでした。

多くの論者が、「ワーキングメモリ」という用語を短期記憶の同義語として使っています。また中には、「ワーキングメモリ」をさらに２つに分け、一つは人間の完全な集中力を必要とする短期記憶、もう一つは人間の注意力を必要とせず、たんに短期間記憶を保存するだけの短期記憶、とする人たちもいます。とはいえ、この２つの説の境界線は曖昧なので、私は多くの人たちと同じように、ワーキングメモリと短期記憶を区別しないことにします。また、短期記憶と長期記憶の境界線も明確ではありませんが、少なくとも解剖学上の境界線はあります。それを明らかにしたのはＨＭの内側側頭葉除去手術後の観察でした。彼は同じ映画を飽きることなく、何度も何度も観ていました。それでも、集中力を乱されることがなければ、ランダムな言葉や数字を数分間、覚えていることはできました。つまり、短期記憶は側頭葉にあるわけではなかったのです。

のちに研究者たちは、ワーキングメモリは前頭葉にあることを突き止めました。ワーキングメモリは私たちの大切な能力です。これがあるので私たちは論考し、計画を立て、問題点の新たな解決策を見つけることができるのです。とはいえ、ワーキングメモリは単体では機能するのが困難だということを、HMは示したのです。

ディナーの席で友人と話している時、あなたの隣の席から聞こえてくる面白そうな会話に、気を取られてしまったことはありませんか？　微笑みながら相槌《あいづち》を打っていたあなたは、友人が語尾を上げ、話を終えたことで、何か質問されているけれど、内容がさっぱりわからないことに気づくのです。ワーキングメモリには限界があります。何かを記憶するということは、脳がそれを処理していることで、情報の取捨選択を行っていることでもあるのです。何が自分にとって重要なのか？　欠けているものは何か？　知っておくべきことは何か？　言われたことに同意できるか？　あとから思い出すためには、情報の入力を繰り返すことも必要です。たとえば、あなたが集中力を欠いていた時に聞いた言葉とか。どうしても思い出せないのなら、友人に質問をもう一度お願いすることになるでしょう。あなたが話をちゃんと聞いていなかったことが、もちろん、友人にはばれてしまいますが……。

わが家はイースター休暇に、山の別荘に親戚と集い、ゲームをすることにしています。定番の遊びは、ミニスキーを履いてのスキージャンプ。それからジャガイモをスプーンに載せての駆けっこ。おまけに記憶力を競うゲームもやります。私たちは、20歳から60歳までの大人と、子どもも含む男女のグループです。そのうえ、教育水準も職業もバラバラですが、「1分間にどれだけのものを覚えられるか」というゲームになると、その差はほとんどありません。覚えられるものの数はだいたい7です――そう、マジカルナンバー7。7は天国の数であり、虹の色の数ですが、私たち人間が一度に把握できる限界でもあるのです。7つよりたくさんのものを記憶しようとする時には、いったんバラバラにして、もう一度組み立てる必要があります。

長期記憶

どれだけ多くの単語を覚えられるかという実験をすると、7よりもずっと多く覚えられる人たちもいます。このような人たちの脳の働きをスキャンすると、側頭葉内の最深部が活発に動いていることがわかります。つまり、最初に聞いた単語はすでに長期記憶領域に保存され、最後に聞いた単語はワーキングメモリ（短期記憶）領域に保存されているようなのです。短期記憶から長期記憶への移行は非常に滑らかなようです。

HMがもたらしたもう一つの功績は、記憶機能の違いを示したことです。1960年代初め、HMは研究者たちからこう頼まれました。

「星の絵を描いてください。ただし自分が描いている紙は見ずに、鏡に映っている様子を見て描いてください」

彼は文字どおり奮闘努力し、どうにか課題を完成させましたが、できたのはとても悲惨な形の星でした。翌日、研究者たちはHMにもう一度星の絵を描いてほしいと頼みました。HMが昨日と同じく、やったことがないと言うので、研究者たちはふたたび詳しく説明しました。今回も彼は粘り強く頑張り、どうにか星の絵を完成させました。それは前回よりもできがよかったのです。毎日、同じ課題を与えられ、彼の描く絵は日増しによくなっていきました。つまり、彼の脳は絵を描いたことを記憶していなくても、彼の手はそれを覚えていたのです。この発見以後、研究者たちは長期記憶を2つに分類しました。私はそれらを事実記憶と運動記憶と呼んでいます。あなたが初めて自転車の乗り方や泳ぎ方を習った時のことを思い出してください。教本を読んだり説明を聞いたりするだけでは不十分で、何よりも重要だったのは、実際に身体を動かして練習することだったはずです。運動記憶は潜在記憶とも呼ばれます。

事実記憶は宣言的記憶または顕在記憶とも呼ばれ、言葉によって記述できる事実や経験に関する記憶のことです。あなたが九九を覚えたり、ベルギーの都市の名前を暗記する時、それらは事実記憶の一部になります。同様に、あなたが体験したことすべてが、事実記憶の一部になります。

てんかんの発作を抑えるためにHMの脳から摘出された部位には、海馬も含まれていました(図7参照)。海馬は側頭葉の奥底にあり、くるりと丸まったタツノオトシゴに似た、長いソーセージのような形をしています。海馬とは、タツノオトシゴという意味なのです。

脳科学者たちは1950年代にはすでに、記憶は大脳皮質のあちこちに分散保存されていることを突き止めていました。HMは、手術の2~3年前に経験したことなら何でも覚えていたのです。つまり、それらの記憶はちゃんと保存されていたのです。一方、海馬は新しい情報の保存のために重要な領域だと考えられています。あなたが今さっき経験したこと、読んだこと、話した内容を覚えているためには、海馬がそれらをコード化している必要があります。そうでなければ、それらの情報はすぐに雲散霧消します。海馬は、大脳皮質にある嗅覚野、視覚野、感覚野および情動から発せられた「糸」を集めています。このような感覚情報を集めて、海馬は記憶をつくります。いいえ、完全な記憶ではなく、あとから再構築するための記憶の断片と呼んだほうがいいでしょうか。

前頭葉はタツノオトシゴの親友です。相談役と呼んでも、よいかもしれません。「これにはエネルギーを使って。あれなら忘れてもいい」とタツノオトシゴに話しかけているのは、この

海馬とその友人

前頭葉なのです。情報は海馬に格納されますが、その前に少し遠回りをして、前頭葉にあるワーキングメモリを通らなければなりません。ところがこの前頭葉、ときどき自分の役目を忘れてしまうのです。そして仲良しのタツノオトシゴと、「憧れのバケーション」についてなど、どうでもいいことをペチャクチャお喋りしはじめるのです。そうなるとタツノオトシゴは、保存しなければいけないことを保存しなくなります。暗記したい箇所がテキストにあるのなら、そこを何度も読み返しましょう。こうすることで前頭葉は、タツノオトシゴに「これは重要な情報だよ」と教えてあげられるのです。

小脳と大脳基底核は、海馬とはあまり行動をともにしません（図8および図9参照）が、よく似た仕事をする仲良し2人組だと考えられています。これらもまた記憶に関する働きをしますが、前頭葉と海馬が担当している事実記憶ではなく、運動記憶を扱っています。ですから、小脳または大脳基底核に損傷を受けると、以前のようにスムーズに身体を動かせなくなります。ピアノを上手に弾きたいとか、サッカーがうまくなりたいと願う人は、小脳と大脳基底核に共同作業をしてもらう必要があります。もちろん、本人の努力も必要です。

あなたが「何か」を覚えたい時、海馬がお手伝いします。そして「どのようにやるのか」を覚えたい時には小脳と大脳基底核が活躍するのです。

図 7

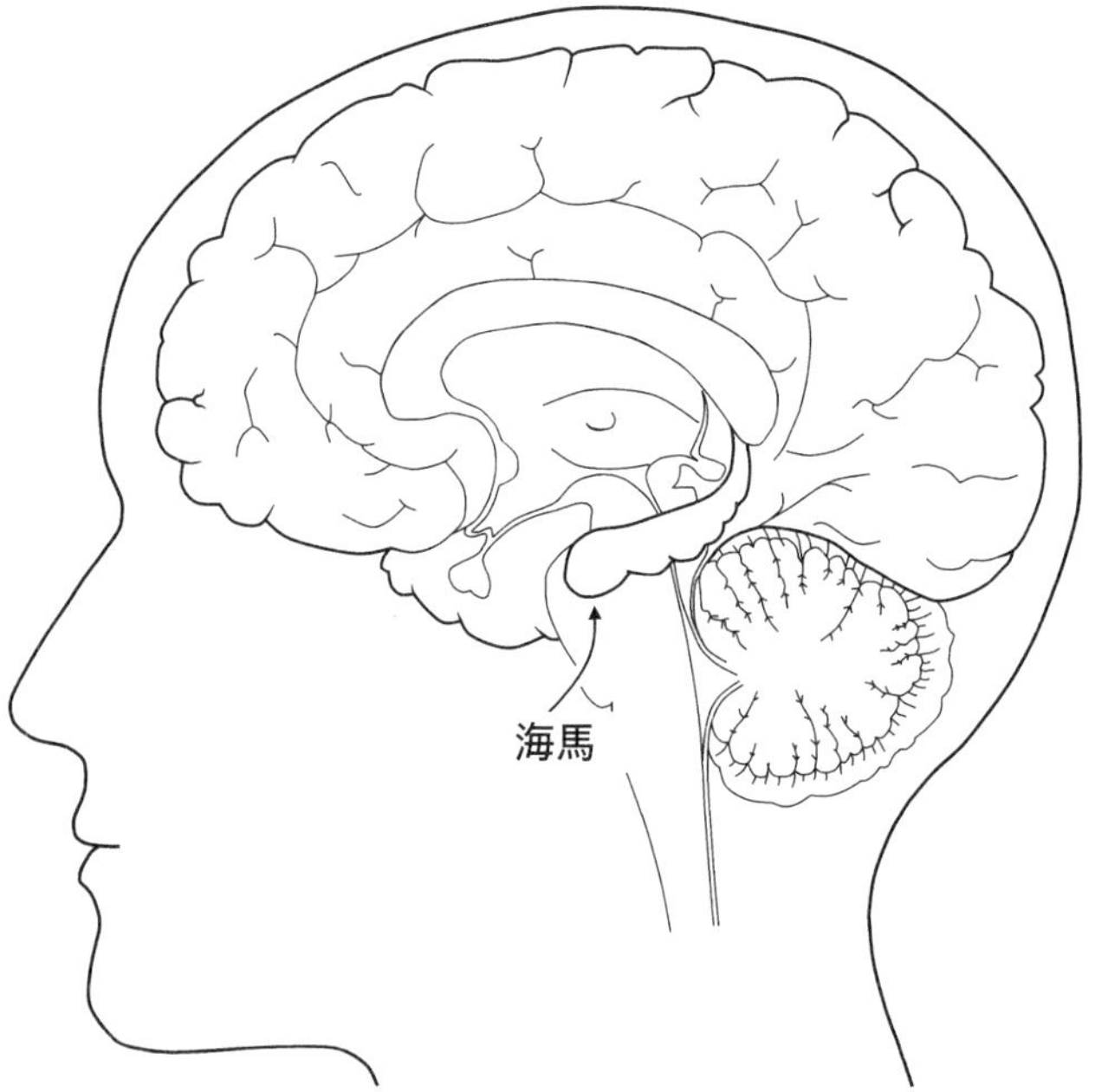

脳の右半球の正中断面だが、矢印が示している海馬は左半球に属する。通常、海馬は側頭葉の内側にあるが、この図には側頭葉は示していない。

図8

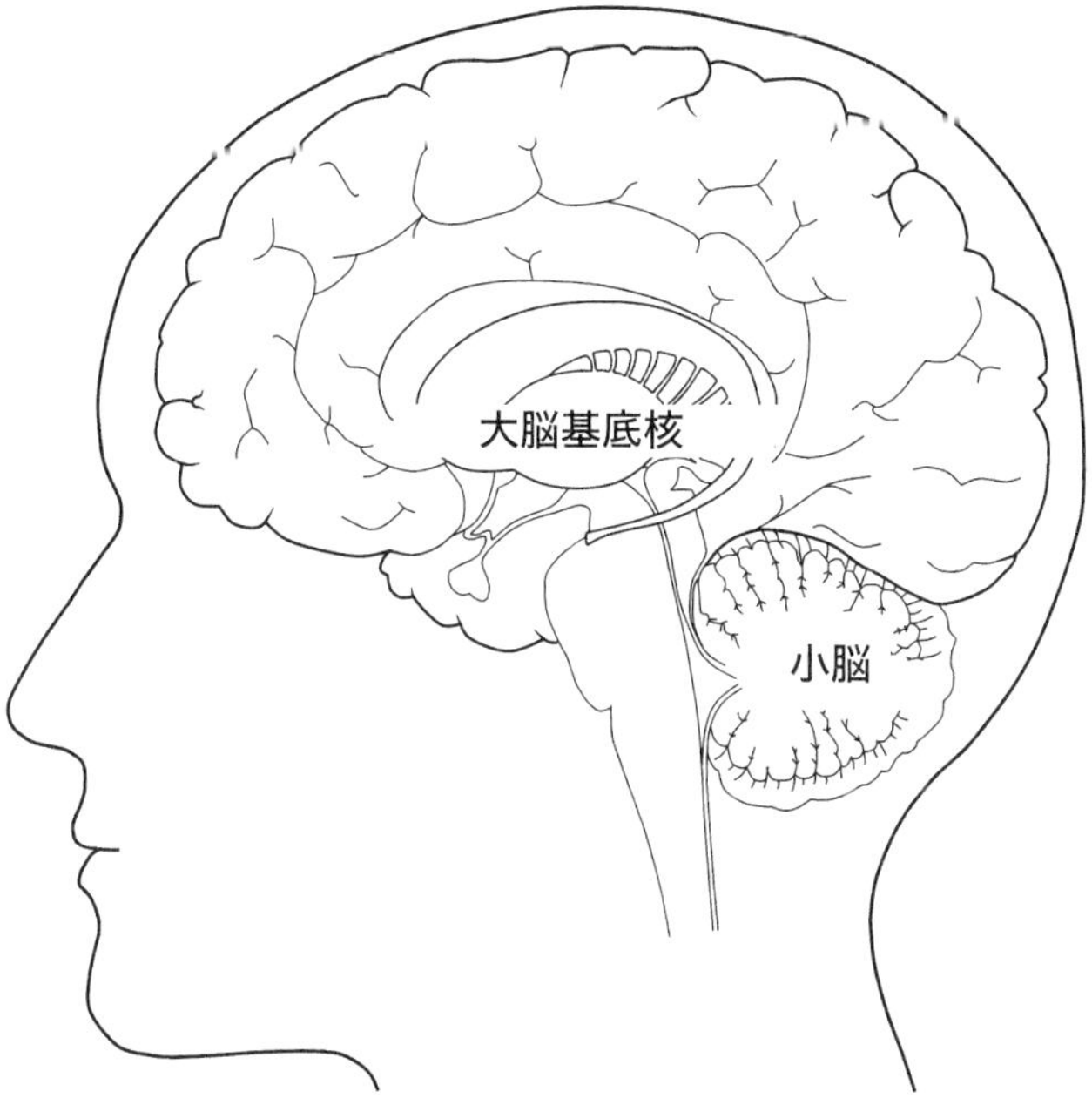

脳の右半球の手前に、左半球の大脳基底核を示した。大脳基底核は、大脳の奥深くにある、神経細胞や神経核の集合体で、左右両半球にある。

図9

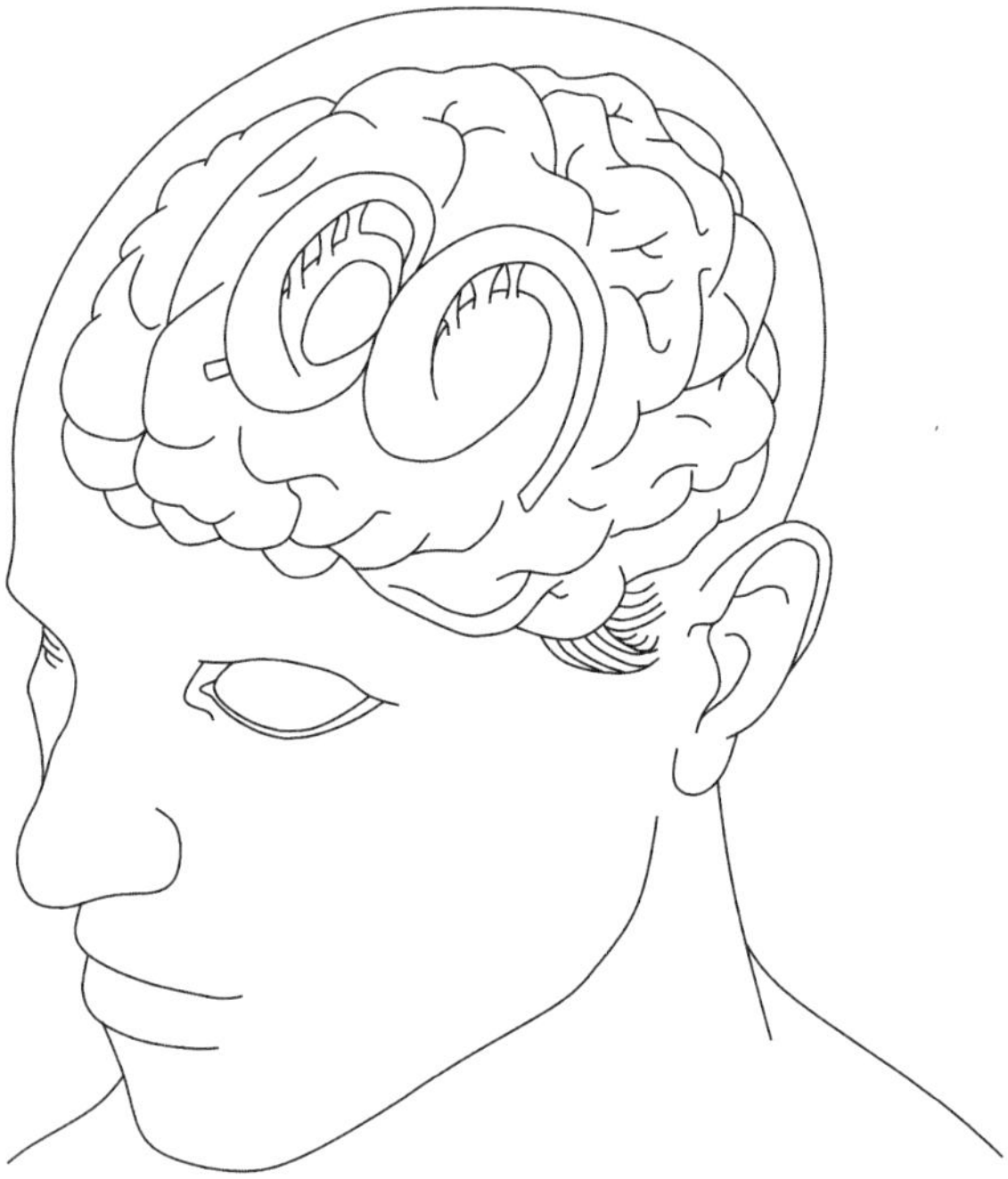

斜め左上から見た大脳。左右の大脳基底核を示している。

未来のために記憶する

記憶機能のもっとも重要な役割は、人が生き延びるチャンスを増やすことです。人は過去に基づき、現在の行動を決定します。今、自分は何をすべきか？　どこに行けばいいのか？　これから何が起きるのだろう？　私たちが記憶能力を備えているのは、過去を再現するためではなく、正しい未来を選択するためです。私たちが将来の出来事を想像したり、自分の行動計画を立てたりする時には、記憶能力に基づく「内なる目」でそのシーンを見ることができます。記憶とは、過去の出来事の完璧な映像ではなく、周囲に対する私たちの知識によって、構築されたり再構築されたりするものなのです。このプロセスの重要な部分は海馬で進行します。そこでは、私たちが見たり体験したりしたことに基づき、時空的に一貫性のあるシーンが構成されるのです。ですから、海馬に損傷を受けた人は、過去の記憶を保存する能力を失っただけでなく、未来を想像する能力も失ったことになります。HMのように永遠に「今」を生きることになり、頭の中で時間軸を行き来することができなくなってしまうのです。健康な海馬が一つでもあれば、私たちは過去や未来に思いを馳《は》せることができますが、脳の両半球に一つずつあるのが望ましい状態です。

学習

記憶とは知識を保存することで、学習とはその知識を習得することです。言い換えれば、学習しないのなら、わざわざ何かを覚える必要はありません。学習とは学んだ情報を保存したり取り出したりすることなので、記憶は学習にとって必要不可欠です。

学習に関与する脳の領域は一つだけではなく、多岐にわたります。たとえば、前頭前皮質は報酬と罰を用いることで、私たちの学習に重要な役目を果たします。ホルモン分泌の中枢である視床下部も同様の働きをします。運動をつかさどる大脳皮質の領域は、私たちが自分に課す練習に応じて変化するので、学習の影響を受けていることが明らかです。外科手術では、積極的に両手を動かすように求められます。神経外科部門に勤務していた時、脳の活性化のために、左手で歯を磨くようにとアドバイスされました。このアドバイスは理にかなっています。左手で弦を扱う音楽家を調べたところ、彼らの左手をつかさどる大脳皮質の領域は、普通の人より大きく、また楽器を弾きはじめた年齢が若ければ若いほど、その領域は大きいそうです。

ピエロとよだれを垂らす犬

ロシアの生理学者イワン・パブロフは犬の消化器系の研究のため、食事の各段階における犬の唾液成分の変化を調べていました。そして、犬がエサをもらう前に、すでによだれを垂らしはじめていることに気づきました。もうすぐエサがもらえると考えただけで、早くもよだれが出ていたのです。誰かが廊下を歩いてくる足音が聞こえるだけで十分でした。その後パブロフは、2つの刺激がどのように結びつくのか研究を続けました。犬たちは、ほぼどんな刺激からでも、エサの時間が近づいていると連想することができました。ある音が鳴ってからエサがもらえると、やがて犬たちは、その音を聞いただけでよだれを垂らすようになったのです。このような学習形態を、古典的条件づけと呼びます。私の妹の幼いころの大好物は、イチゴ・アイスクリームでした。ほかの子どもたちはチョコレート・アイスクリームが好きでしたが、彼女はいつもイチゴ味を選びました。祖父母の家に親戚が集まった時、妹は好きなだけイチゴ・アイスクリームをよそって食べていいよと言われました。子どものことですから自分の限界がわからず、妹は皿に取りすぎてしまったのです。母親はしつけに厳しい人だったので、「一度、自分の器に盛ったものは、残さず食べなさい」と口をすっぱくして言っていました。かわいそうな妹は、結局、お腹を壊してしまったのです。今でも彼女は、イチゴ・アイスクリームのことを考えただけでも気分が悪くなり、それを見ると腹痛と吐き気がしてくると言います。これも古典的条件づけの例です。オメガの腕時計を着けたジョージ・クルーニーの写真を見たあと、そのブランドのものが欲しくなるかもしれませんね。古典的条件づけは、無意識学習の一形態です。私の妹は大好物のアイスクリームのせいで腹痛を起こしたくはなかったし、わざわざ広告に釣られたいと思う人もいませんよね?

古典的条件づけよりも自発性が高いのがオペラント条件づけです。これは、犬がエサの合図とともによだれを垂らすことではなく、ご褒美のエサをもらえるチャンスを増やすために、座る、「お手」をする、横転するなどの芸を積極的に披露することです。犬にご褒美のおやつをあげれば、もう一度芸を披露してくれるチャンスは高まります。でも、叱ったりすると逆効果です。自動車に乗ってシートベルトを締めないでいると、ピーピーという嫌な音が鳴りますよね。これもオペラント条件づけを応用したものです。音を止めるために、あなたはシートベルトを締めるでしょう。オペラント条件づけは自発的な行動を促します。

これまで古典的条件づけとオペラント条件づけについてお話ししてきましたが、ここからは、もっとも単純な学習形態と、もっとも複雑な学習形態について説明します。もっとも単純な学習形態は馴化《じゅんか》と呼ばれています。簡単に言うと、なんらかの刺激に慣れることです。私の初バイトはブティックの店員でしたが、夕方になって店を閉める時、ドアの鍵はかけたものの店内で流れている音楽を止めるのを忘れてしまったことがあります。大音量だったのに、聞きなれてしまったため、音楽が流れていても不思議だと感じなくなっていたのです。

もっとも複雑な学習形態は、他人から何かを学ぶことです。オペラント条件づけを用いても、自動車の運転やピアノの弾き方を学ぶことはできませんし、サッカーができるようにもなりません。それらのルールは複雑すぎるのです。ところが、車に乗った時に親の運転を見ることで、運転に必要な基本的な動作を覚えることができます。サッカーについては、テレビでサッカーの試合を観たり、アプリでサッカーゲームをしたり、友人とサッカーごっこをすることで覚えることができます。あなたは他人から学んでいるのです。他人がしているのを見て、あとから真似しているのです。心理学者のアルバート・バンデューラはこのことについて、かなり不愉快な実験結果を報告しました。ある大人がピエロの人形を殴っているビデオを、子どもに見せたのです。ビデオを見せたあと、その子をピエロの人形がある部屋に連れていくと、その子もまたピエロを殴りはじめました。ビデオには2種類あり、暴力を振るった大人が褒められるケースと、叱られるケースがありました。前者のビデオを見せられた子どものほうが、暴力的になる確率が高かったのです。

集中的学習

馴化や古典的条件づけのような学習形態では、意識的に何かを記憶しているわけではありません。あなたは対象に慣れてしまうか、無意識にそれをしてしまうのです。運転の仕方やサッカーの試合参加など、もっと複雑なことを学びたいのなら、それらの情報を保存することを学ばねばなりません。事実記憶は交通規則やサッカーのルールを保存し、運動記憶は練習してスムーズになったあなたの身体の動きを保存します。

あなたが新しいことを習っている時、1回聞いただけで頭に残っていることもあれば、何度も何度も聞きなおすこともあるはずです。なぜ覚えられるものと、覚えられないものがあるのでしょう？　この対策としてもっとも重要なことは、あなたが集中することです。これには視床（図1参照）と前頭葉が力を貸します。頭に何かを詰めこむためには、自分を無理にでも集中させる必要があります。学生は、読みやすい字で書いてある文面よりも読みにくい字で書いてある文面のほうが内容をよく覚えています。おそらく、読みにくい字を読むほうが集中力を要するからでしょう。

好奇心、喜び、または怒りであっても、読んだり体験している最中にそれらを感じるほうが、記憶を定着させやすいのです。記憶したい情報に感情が結びつくと、扁桃体（図1参照）のスイッチが入り、私たちの関心は高まります。しかし、感情が強烈すぎると、私たちの記憶力が変調をきたすこともあります。強盗に銃を向けられた被害者の多くは、銃の細部を記憶していますが、犯人の服装や逃走車については、ほとんど覚えていないのです。

私たちが記憶する情報は、一つまたは複数の感覚を経由します。情報はまず大脳皮質の様々な領域で解読され、それから海馬で一つの経験として統合されます。海馬に入った新しい情報は、それ以前に保存された情報と比較・連結され、この処理のあとに、長期記憶として保存されます。長期記憶は大脳皮質の様々な場所で保存されていることがわかっていますが、どのような記憶がどの部位で保存されているのかを正確に特定するには、まだまだ研究が必要です。

私たちの記憶は連想的です。つまり、すでに知っていることや体験したことと結びつけると、記憶はぐっと定着しやすくなります。自分にとって大切なことと結びつけると、記憶したい内容は、記憶の保存庫にすみやかに格納されていきます。反対に、自分が理解できないことを暗記しようとしても、うまく連想が働きません。そのようなものを頭に詰めこんでも、思い出すのに苦労するだけです。

記憶は連想的であるという事実を利用した有名な記憶法があります。新しい情報を、すでに長期記憶されている情報と結びつけるのです。たとえば、心の中で家を想像し、その中を歩きながら、記憶すべき単語を各部屋に置いてくる方法があります。そのようにして部屋から単語が連想できるようにしているのです。また、覚えるべき単語それぞれの頭文字を集め、リズムのよいフレーズをつくる方法もあります。みなさんもこんなふうにして覚えましたよね。「水兵リーベ僕の船……」。私が医学生だった時、心臓の弁の名称を覚えるために「労働党の信頼（Arbeiderpartiets tillitsmann）」を心の中で繰り返していました。大動脈弁（aortaklaff）、肺動脈弁（pulmonalklaff）、三尖《さんせん》弁（tricuspidalklaff）および僧帽《そうぼう》弁（mitralklaff）の頭文字を取って「（Arbeiderpartiets tillitsmann）労働党の信頼」という語呂合わせをつくったのです。やがてこのフレーズを口ずさまなくても、心臓弁の各名称がスッと出てくるようになりました。このフレーズのおかげで暗記が楽になったのです。

このような記憶法は頼りになります。しかし、あなたが頭にモノを詰めこめば詰めこむほど記憶力がよくなるわけではないのです。覚えたいものがあるなら、それを繰り返したほうが記憶に残ります。とはいえ、記憶力と筋肉は、まったく同じやり方で鍛えることはできません。

記憶の保存

記憶が海馬で分類されるプロセスは、数分から数年かかります。その後、記憶は大脳皮質内に分散している長期記憶領域に保存されます。どうやら記憶は分散して格納されているようなのです。つまり、「記憶は全部一つの箱に収まっていて、あることを思い出したい時にはその箱を開けて記憶全体を取り出す」わけではないのです。視覚は大脳皮質の視覚野に、聴覚情報は聴覚野に、情動は扁桃体に、触覚は体性感覚野に、それぞれ保存されます。

人間は痛みを記憶するからこそ、次からはそれを避けようとします。テレビドラマで人が傷つけられたのを見て、思わず「あいたっ!」と言ってしまったことがあるでしょう? あるいは、近所のやんちゃ坊主が塀から落ちそうになってるのを見て、目をそむけてしまったことは? 私たちは映像や言葉だけでなく、感覚も記憶するのです。

神経細胞ネットワークを走る情報

情報はどのようにして脳に保存されるのでしょう？ この答えを求めて世界中の科学者たちが日夜研究を続けています。脳の「保存ボタン」はどこにあるのでしょうか？

私たちの脳には約８６０億個もの神経細胞があります。多いですよね。とはいえ、神経細胞の数が増えることはほとんどありません。神経細胞の数が増えるのは、脳のわずかな領域だけで、そのほかのほとんどの領域では、神経細胞が新たにつくられることはないと考えられています。幾何学を学びはじめたからといって、学習内容を保存する「幾何学神経細胞」が新たにつくられるわけではありません。ほかの情報が保存されている古い神経細胞の中に、新しい情報を詰めこむのです。

あなたが考えたこと、学んだこと、暗記したことはすべて一連の電気信号、化学信号として神経細胞ネットワーク中に送られます。電気信号は神経の細胞体の中を通り、軸索に達します。軸索の末端で電気信号は化学信号に変換され、そこから20ナノメートルにおよぶ巨大な隙間《すきま》、シナプス間隙《かんげき》に放出されます。つまり、神経細胞どうしは密着しておらず、遠く離れているのです。脳内では10万分の2ミリメートルは長いのですよ。この化学信号は、この隙間の反対側にある神経細胞に伝わります。化学信号がシナプスを通じて伝達されると、今度は電気信号に変わり、新たな神経細胞内を猛スピードで走るのです。

つまりシナプスとは、信号を神経細胞から神経細胞へ受け渡す部位なのです。だったら、もっと多くのシナプスが欲しいですよね？　シナプスがたくさんあれば、どんどん新しいことにチャレンジできそうです。では、シナプスを増やすことはできるのでしょうか？　ええ、新しいことを学べば増やすことができます。理論的なことでなくてもいいんです。卓球やダンスを学ぶのだって同じくらい役立ちます。シナプスの数が増えれば、神経細胞ネットワークの数も増えます。新しいことを学ぶと新しいシナプスが生成されますが、すでに学んだことを反復しないでいると、それは消滅してしまいます。形成されたシナプスのうち、使用されたものだけが消滅せずに生き残るのです。使用中のシナプスの機能を向上させる、ミステリアスなメカニズムを長期増強（ＬＴＰ）といいます。

素晴らしきＬＴＰ氏

その80歳の教授にお目にかかった時、私は夢心地でした。だって彼は私の憧れの人物だったのですから。彼の名前はテリエ・レモ、ＬＴＰを発見したノルウェーの医学者です。これはノーベル賞ものの発見でした。

一つの神経細胞には1万から15万もの接合部（シナプス）があり、ほかの神経細胞と接触し

図10

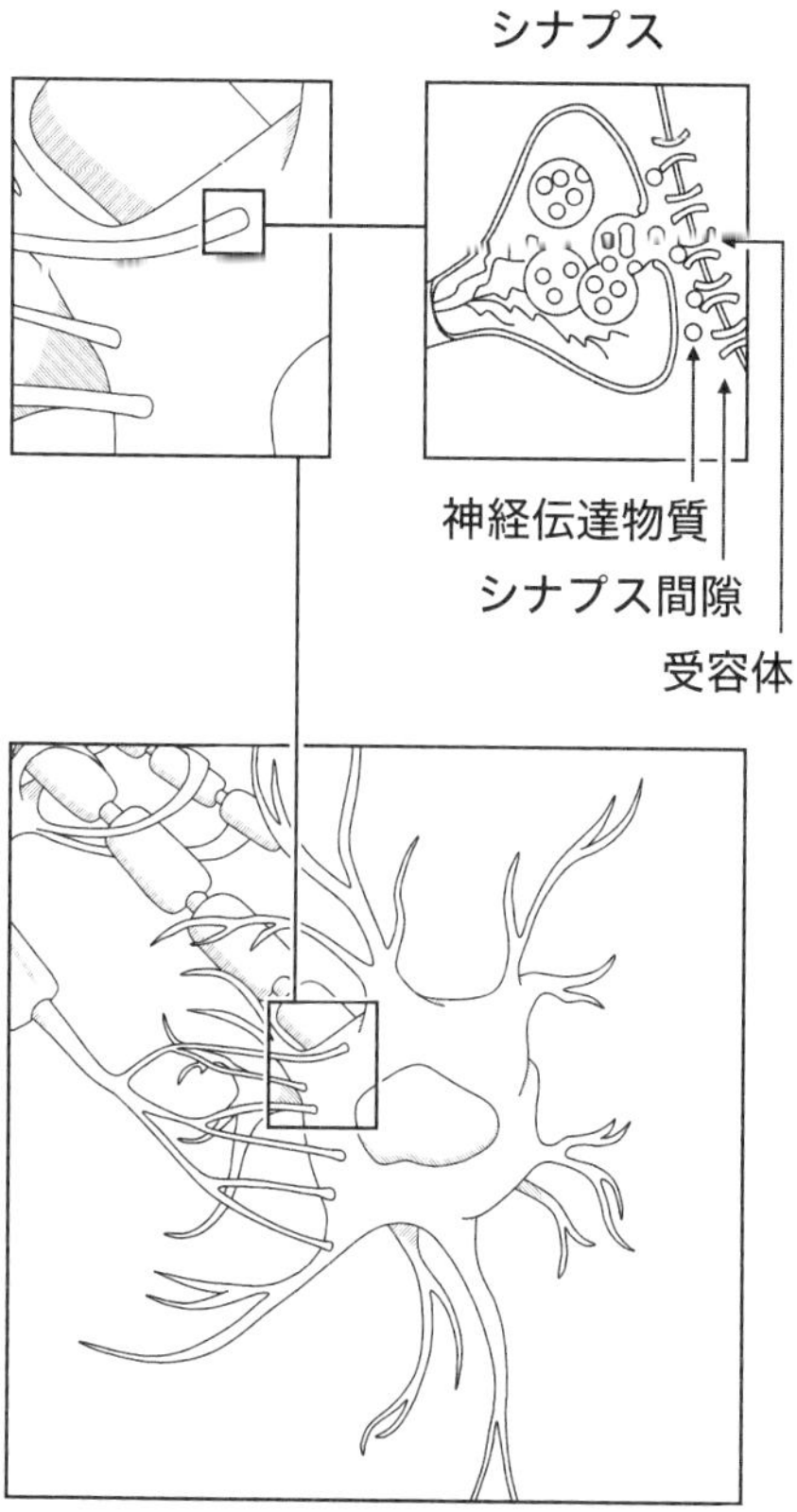

大きな図は、ある細胞の軸索端末が、別の細胞の神経細胞体に接触しているところ。神経細胞間で情報の伝達が行われる部位をシナプスという。シナプス間の隙間はシナプス間隙と呼ばれる。上の2つは拡大図。ある神経細胞が放出した神経伝達物質が、別の神経細胞の受容体に移行することにより、情報は伝達される。

ています。シナプスの精度はどれも同じではありません。ＬＴＰとは長期増強（Long-term potentiation）の略で、シナプスの機能が持続的に向上することを指します。長期増強とは、同じグループに属する神経細胞がひんぱんに相互に信号を送りあった結果、互いへの感度が高まることです。まるで友人関係のようですね。シナプスを通じて会話する機会の多い神経細胞ほど、親密な間柄になれるのです。神経細胞Ａの言うことを注意深く聞きつづけた神経細胞Ｂは、やがてこう言います。「今、君が送った信号はすごく弱いけど、僕には聞こえたよ。だから、僕の神経細胞体と軸索を通じて、君の信号はちゃんと次に送ってあげる。だって、ほかならぬ君からの情報だもの」

テリエ・レモは１９６６年に長期増強《LTP》を発見しましたが、それが学習にとって重要であると科学界が認識するまでには、長い時間が必要でした。私たちのシナプスは学習します。私たちの神経細胞ネットワークは使えば使うほど、その使用がさらに楽になります。何度も練習すれば、身体の動きは楽になりますよね。新しいダンスのステップを習った時、初めは難しく感じますが、練習を重ねるうちにだんだんと易しくなっていきます。これは主に、神経細胞が長期増強《LTP》を利用して信号伝達をスムーズにするからです。

白い優れもの

　脳は、先に述べたように、白質および灰白質で構成されています。シナプスは灰白質の中にあります。灰白質はゴージャスですが、スリリングな出来事はそこでだけ起こるわけではありません。情報は個々のシナプスの中ではなく、一つの神経細胞ネットワーク内に保存されます。神経細胞ネットワークはシナプスだけでなく、細胞AからBへの情報ハイウェイもその構成要素です。ハイウェイは軸索でできており、白質の中にあります。軸索を取り巻く物質ミエリンは絶縁体の役目を果たし、軸索内の電気信号を素早く通過させます。また、白質が白いのもミエリンがあるからです。ミエリンをつくる細胞は、とくに重要な情報ハイウェイを優遇し絶縁効果を高めます。そこでは信号の伝達が速まり、途中で脱線するリスクが減ります。つまり、重要な神経細胞ネットワークは、効果的なシナプスだけでなく、効果的な情報伝達路をも得ることができるのです。

　ミエリンもシナプスも栄養と酸素を消費するため、血管の存在が必要です。学習すればするほど、エネルギー補給のために、脳内の血管の数が増えます。シナプスが新たに形成されること、重要な軸索のまわりにはミエリンが厚くなること、新たな血管がつくられること、長期増強がはたらくこと——ここまでは、わかっていても、学習や記憶のシステムが完全に解明されたとは言えません。とはいえ、これらの発見が私たちの行く手を照らしていることは確かです。

図11

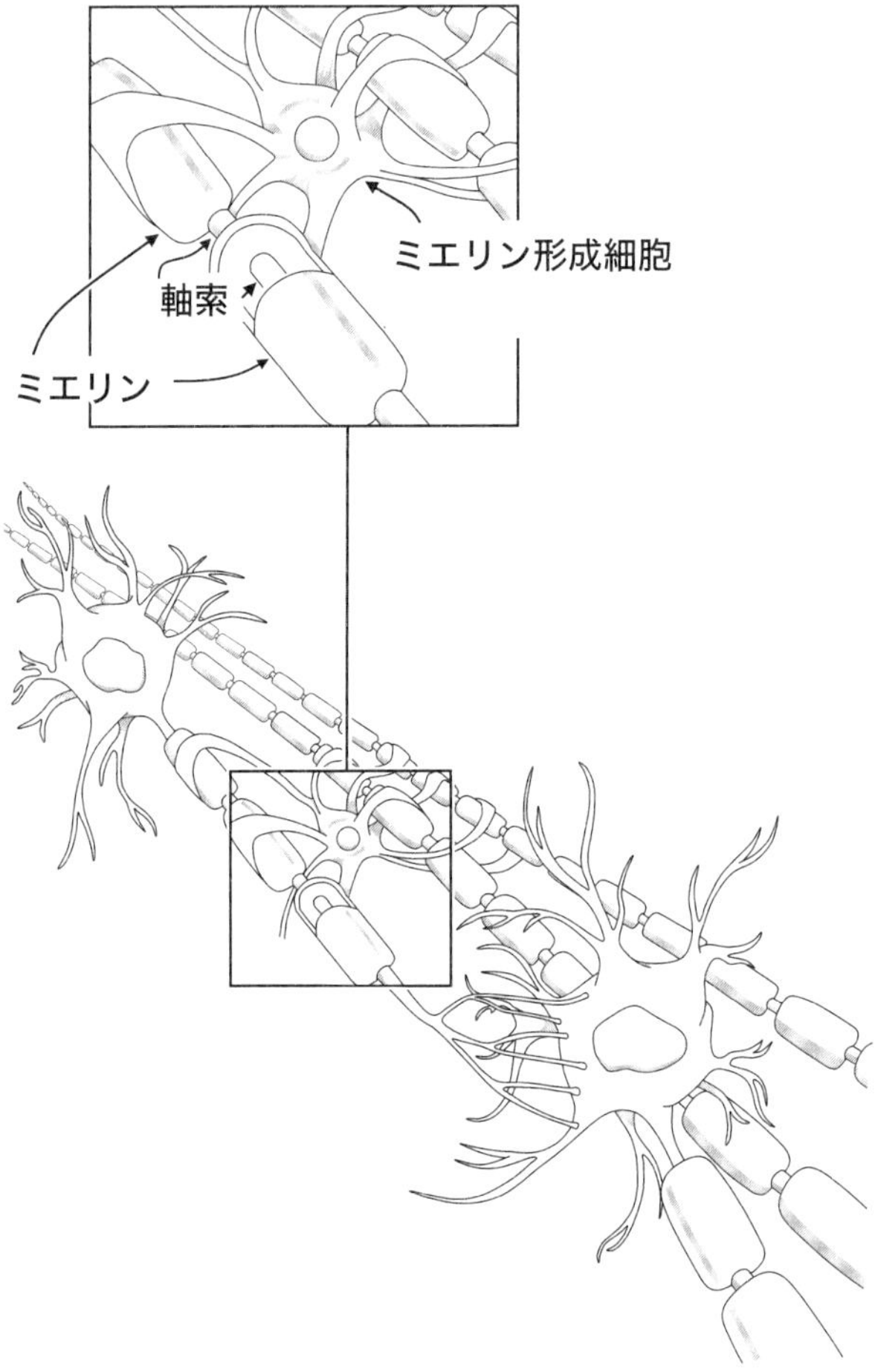

軸索を取り巻くミエリンは絶縁体の役目を果たし、電気信号を素早く通過させる。

10パーセント神話

私たちは脳の10パーセントしか使用していないという根強い神話があります。ハリウッドはこれをテーマにした映画を次々と製作しているのですから、なおさらです。2014年の映画『ルーシー』では、スカーレット・ヨハンソン演じる25歳の女性ルーシーの身体に、新種の麻薬が入った袋が埋めこまれます。ところが、その袋が破れ、麻薬が彼女の体内に浸透してゆくと、彼女の脳の部分が次々に覚醒していきました。脳科学の立場から見れば、これは荒唐無稽な話です。幸いなことに脳の90パーセントは休耕地ではありません。私たちは脳を100パーセント使用しているのです――こんなにエネルギー消費の高いものを完璧に使いきっていなければ、現在のような進化はなかったでしょう。しかし、すべての神経細胞を使っているからといって、脳の可能性をこれ以上引き出せないということはありません。現状よりも何千も多くのネットワークの中で神経細胞を活用することはできます。シナプスでの信号の伝達効率も今以上によくすることができます。このように、新しい体験や学習に応じて、脳は自らを編成・再編成し、私たちが体験したり学んだりした情報を保存します。

私は〝まだ〟方向オンチです。人はどんなことにも「今はまだうまくはありませんが」と言うことができます。脳は、出生とともに与えられたハードディスクではありません。脳の内部では、約860億個もの神経細胞が絶えず変化しているのです。人はいつでも新しいことを学び、うまくなることができるのです。

記憶容量に限界なし

記憶の保存は一度きりで終わるのではなく、常に進行中のプロセスです。保存される時、新しい体験と記憶が、古い記憶と混じりあうのです。集中していないと、人は少ししか記憶することができません。とはいえ、試験に備えて何日もかけて集中して記憶していると、頭がパンパンになり、これ以上詰めこめないと感じることがあります。

しかし、脳科学者の多くは、人間の記憶容量にはほとんど限界がないと主張しています。何かを忘れるということは、それが私たちのハードディスクから消えたということではありません。それを探し出すのが難しくなっただけです。どうしても思い出せない名前があったのに、その数時間後、ほかのことに夢中になっている時に、その名前が突然、頭に浮かんだことがありませんか？　まだ脳科学界では議論中ですが、前述のように、「記憶は消滅するのではなく、取り出すのが難しくなっただけ」という説があります。人間の脳は、その持ち主が意識しているか否かにかかわらず、重要なものとそうでないものを絶えず区別しており、重要度が低いと判断されたものが記憶されることはめったにありません。

とはいえ、脳科学の分野で１００パーセント確実だと言い切ることはできません。「絶対に」

は絶対にないのです。記憶することは流動的なプロセスです。重要度が低そうなことでも、本当にどうでもいいとわかるまで、一時的に記憶に残ることがあります。あなたが歩道を歩いていたら、目の前を車が通り過ぎていきました。すると、どこかの店の防犯アラームが鳴りはじめたのですが、あなたはたまたまその車の色や車種を覚えていて、自分でもびっくりした経験はありませんか？

記憶想起

ある記憶が定着した神経細胞ネットワークが強固であればあるほど、思い出すのが容易になります。また使用頻度が増すほど、そのネットワークは強固になります。強烈な記憶ほど容易に思い出せます。何かを思い出すというのはクリエイティブな活動で、その時、古い記憶と新しい記憶が混じりあいます。思い出すというのは、その記憶の断片をかき集めることです。なぜなら、記憶の断片が大脳皮質の各部位に保存されているので、それらを想起するのも断片的になってしまうのです。

記憶想起には、あなたの気分が関与します。それだけでなく、あなたが置かれた環境も、記憶を取り出せるかどうかの鍵を握っています。ある部屋に入って、あれ、なんで自分はここに来たのだろうと思ったことはありませんか？　そして、元の場所に戻ったとたん、その理由を思い出したことは？　この場合、環境が記憶の想起を促したわけです。同様に、山登りをしている時には、過去の山岳ツアーの思い出がよみがえります。そして、嬉しい時には楽しい記憶がよみがえり、悲しい時には辛い記憶が襲ってきます。

ランダムに並んだ単語のリストを渡され、暗記するように言われると、たいていの人は最初と最後の単語は覚えることができても、その間の単語は簡単に忘れてしまいます。このような実験では、隣り合った単語どうしにはなんらかの関連があり、想起しやすくなっています。最初は覚えていないと言った単語でも、ヒントが与えられると、ほとんどの人はそれを思い出すことができます。つまり、それらの単語は記憶から消えたわけではなく、それを取り出すのにちょっとした手助けが必要だというわけです。

ある特定の分野について質問されれば、それが自分が知っていることかそうでないかは、すぐにわかります。「残念ながら、それは私にとって未知の分野です」という結論であれば、「検索」する必要はないですよね。反対に、少しでも知っていることであれば、その情報を取り出すために、考える時間がいくらか必要になります。そしてその長さは、その情報を最後に取り出した時期によります。

記憶の取り出しには2つの方法があります。一つは一生懸命思い出そうとすることで、もう一つは識別、つまり違いを感じることです。何かを識別する時には、それを、見聞きした覚えのあるものと比較します。人間の脳には、顔を認識する領域があります。その領域は、どんなに詳細な描写よりも正確に、人の顔のニュアンスの違いを認識することができます。ある場所に200人、いいえ、2000人の男性がいたとしても、その中から自分の父親は簡単に見つけられるでしょう。でも、赤の他人に自分の父親を見つけてもらうために、その容貌《ようぼう》を正確に説明することができますか？　識別は、記憶想起よりもずっと消極的なプロセスです。あれこれ考えるというよりは、フッとひらめくという感じでしょうか。

私たちがよく目にする人物は、私たちの脳内に特別な行動パターンをつくっていきます。そして、親戚や友人、有名人を見ると、特定の神経細胞が活性化されます。さて、私たちにはジェニファー・アニストン神経細胞があるということをご存じですか？　てんかん手術を受ける予定の患者たちを対象に、脳内の神経細胞が発する信号を電極で計測する実験が行われました。被験者が女優のジェニファー・アニストンの写真を見た時にだけ、活発に動く神経細胞があったというのです。どんなアングルや距離、シチュエーションで撮られた写真でも、結果は同じでした。

あなたが何かを思い出したい時、脳は、その記憶の定着に貢献した神経細胞ネットワークをふたたび始動させます。とはいえ、いつもそれがうまくいくとは限りません――過去の経験の記憶が思い浮かぶたびに、幻覚を見ている気分になることもあるでしょう。でも、ありがたいことに、あなたの脳は「今、目の前に浮かんでいるのはただの記憶で、あなたが実際にいる場所はここですよ」と、ちゃんと教えてくれます。

私たちが記憶するのは、過去の出来事を将来の選択に生かすためです。でも、そのために、過去の経験をすべて覚えておく必要はありません。おそらく、長期記憶として保存されているエピソードの一部が、やがて総合的な知識データベースの一部となるのでしょう。そのため私たちは、個々の記憶をはっきり区別できなくても、過去の経験に基づいた総合的な判断ができるのです。

記憶力はどうしたらよくなるのか

記憶のメカニズムについての理解が深まれば、使いこなすのが楽になります。これまでの説明で、情報の保存には集中力が欠かせないことを理解しましたね。ですから、睡眠不足を避けることは重要です。ストレスもまた、記憶容量の減少を招きます。次の試験や発表に備えて集中力を使いきってしまったら、新しいことを学ぶ余裕がなくなってしまいます。試験やプレゼンテーションのためにストレス満載の日々を送っているのなら、余裕を持ったスケジュールを立て、何かを覚えるために十分な時間を確保することは、なおさら重要です。その対象があなたの情熱を傾けられるもので、なおかつ、あなたの五感に結びつけることができるものなら、さらに記憶力は高まります。何かを記憶する時には、なるべく多くの感覚を使いましょう。声に出して本を読むと、視覚と聴覚の両方から情報が入ってくるので、記憶に役立ちます。でも、最重要箇所を読む時だけにしておかないと、この方法の真価は発揮できません。そのあとは、覚えたことを繰り返し書いたり言ったりしてみましょう。記憶の保存庫から好きな時に「それ」を取り出せるよう練習するのです。記憶に間違いがないか確認することも必要ですね。

重要なことを覚えたい時には、ワインを飲みすぎてもいけません。少なくとも、その情報を取り出す時に素面《しらふ》でいるはずなら。あなたがアルコールや薬物の影響下にある時に何かを覚えたとしたら、同じ状態にいるほうがそれを思い出しやすくなります。何かを暗記する時と、それを思い出す時の状況が似通っているほうが、記憶想起のプロセスはスムーズに進みます。質問に使われる言語も記憶想起を左右します。アメリカに住むバイリンガルのロシア人たちは、英語よりもロシア語で質問された時のほうが、子ども時代のことをよく思い出しました。同じものでも白黒画像でなくカラーで見たほうが、あとあと記憶に残ります。試験が静かな会場で実施されるとしたら、静かな環境で勉強するほうが効果的です。

記憶には繰り返しが重要です。だから私は何度も言います。もしあなたが何かを完璧に記憶したいのなら、まずは声に出してみてください。1人の時でもいいし、友人に聞いてもらってもいいでしょう。覚えたことをテストしてみましょう。過去の試験問題にあたってみたり、友人に教科書の内容を質問してもらってもいいでしょう。もう一度教科書を読みなおすよりも、知識を思い出す練習をするほうが時間的に効率がよいのです。課題にアクティブに取り組むほうが、記憶力は高まります。つまり、記憶の保存だけでなく、記憶の想起も上手にできるようになるのです。覚えておいてくださいね。

ところで、私たちの中には、稀有《けう》な記憶力を持つ人がいます。大都市の上空を短時間飛行しただけで、信じられないくらい詳細にその都市の情景を再現できる人。電話帳1冊まるまる暗記できる人。しかし、そういう人たちには、一般の人たちが基本的に持っている能力が欠けていたりします。ある種の脳の損傷が原因で、極めて稀な脳になることもあります。その理由についてはまだ解明されていませんが、多くの仮説が存在します。その一つは、情報のふるい分けをする左脳に損害や損傷が生じたから、というもの。知的障がいや自閉症のような発達障がいでありながらも特定の分野で傑出した才能を見せる人をサヴァンと呼びます。世界中で約50人のサヴァンについて記録されています。そのうちの1人は、歩けるようになる前に字が読めたそうです。彼の頭蓋骨は通常より大きく、小脳には損傷があり、左右の脳半球をつなぐ脳梁がありませんでした。彼は知的障がいがあると診断されましたが、ユニークな能力を持っていて、片目で1ページずつ、つまり2ページ同時に本を読むことができました。そして、そのすべてを詳細に記憶できたのです。それも、いつまでも。ついには1万2000冊の本の内容を語ることができました。彼の能力に驚嘆した映画脚本家のバリー・モローは新たな作品に取り組み、その4年後に発表された『レインマン』はアカデミー賞を受賞しました。この傑出した才能の持ち主はキム・ピークという人です。

子どものころ、私はキッチンの窓から見える1本の木をよく眺めていました。そこには様々な鳥が集まってきました。そのおかげで、私はウソ、シジュウカラ、イエスズメ、カケスについて学ぶことができました。とりわけ、美しい羽を持つカケスについてはよく覚えています。カケスは記憶に関する議論によく登場する鳥です。この鳥は冬の間、木の根など自然界のあらゆる隙間に食べ物を隠し、その場所は数百カ所にもなります。この鳥の知能はそれほど高くないのですが、調査の結果、数百もの食料の隠し場所を記憶していることがわかりました。

小学生のころ、教室で一番賢い生徒とは、各国の首都の名前を一番多く覚えている生徒のことでした。けれども、頭の中にあれこれ詰めこんだとしても、それで人の知性が高まるわけではありません。前述したようにHMの記憶力には障がいがありましたが、彼の知性はいたって普通でした。キム・ピークは分厚い本を1時間で読み、その内容をすべて記憶することができましたが、自分のシャツのボタンを留めることすらできなかったのです。

嗅覚と記憶想起

（略）やがて私は、陰鬱だった一日の出来事と明日も悲しい思いをするだろうという見通しに打ちひしがれて、何の気なしに、マドレーヌのひと切れを柔らかくするために浸しておいた紅茶を一杯スプーンにすくって口に運んだ。とまさに、お菓子のかけらのまじったひと口の紅茶が口蓋に触れた瞬間、私のなかで尋常でないことが起こっていることに気がつき、私は思わず身震いをした。ほかのものから隔絶した、えもいわれぬ快感が、原因のわからぬままに私のうちに行きわたったのである。（略）それは紅茶とお菓子の味に関係があるものの、それをはるかに超えたもので、同じ性質のものではあり得ないと私は感じた。（略）

その思い出、すなわち、昔の瞬間――それと相似た瞬間が遠くから私の奥底にやってきて、その牽引力《けんいん》を駆使して促し、かき立て、立ち上がらせようとしている昔の瞬間――は私のはっきりとした意識の表面にたどり着いてくれるだろうか？　私にはわからない。いまはもう何も感じられない。止まってしまった。ふたたび沈んでいったのかもしれない。その夜の闇からいつかまた上がってくるか、誰が知ろう？　十回も私はやり直して、その思い出のほうに身をかがめねばならない。（略）

そのとき突然、思い出が姿を現した。（略）見ているだけで味わうことがなければ、プチット・マドレーヌは私に何も思い出させることはなかった。（略）だが、命ある存在が滅び、事物が破壊されたあと、古い過去から何も生き延びることがなかったときでも、はるかに弱々しげでありながら、ずっと強靭にして非物質的な、もっと執拗《しつよう》で忠実なもの、すなわち、匂いと味だけがなおも久しい間、魂魄《こんぱく》さながらにとどまって、他のすべてが廃墟と化したその上で思い起こし、待ち望み、期待し、たわむことなく、匂いと味のほとんど感知できないくらい小さな滴《しずく》の上で支えるのだ、思い出の壮大なる建築物を。

（略）コンブレー全体とその周辺が――そうしたすべてが形をなし、鞏固《きょうこ》なものとなって、町も庭もともに、私の一杯の紅茶から出てきたのである。

『失われた時を求めて1～第1篇「スワン家のほうへI」』マルセル・プルースト著、高遠弘美訳、光文社古典新訳文庫より

においや味がきっかけとなって、記憶がよみがえったことはありませんか？　大脳皮質の中で、記憶をつかさどる領域と、においを認識する領域は隣り合っています。機能の点でも解剖

学的な点でも、この2つは密接に関連しています。だから、懐かしいにおいを嗅ぐと、私たちは過去の体験を思い出したりするのです。これを「プルースト現象」と呼びます。

海馬に到達するすべての情報は、まず大脳皮質領域を通過します。これらの大脳皮質領域は、入ってきた情報を解釈したり、すでにある知識と関連づけたりします。しかし、嗅覚情報はそうではないのです。嗅覚情報は、大脳皮質連合野を遠回りせず、嗅覚野から直接、海馬に到達します。ほかのすべての感覚情報は視床を通過しますが、嗅覚情報はここにも立ち寄りません。嗅覚は人間が持つ感覚のうち、もっとも伝達速度が遅いものなので、嗅覚情報が近道を知っていることはよいことです。遅い理由は、嗅覚受容神経の軸索がまったく絶縁されていないからです。絶縁されていないワイヤーに電流を通す場合、ワイヤーの直径を大きくすることによってその質の悪さをカバーすることができます。ところが残念なことに、嗅覚情報を通す軸索の直径は小さいのです。

ほんのちょっとしたにおいが古い記憶を呼び起こす理由は、嗅覚皮質と海馬の間の神経細胞の連携が密だから、だけではありません。嗅覚皮質はまた、私たちの感情にとって重要な扁桃体とも密接につながっています。ほとんどの場合、においがきっかけで何かを思い出す時には、ある感情もともなっているはずです。においに結びついた記憶はショッキングです。なぜなら感情に満ちているからです。

嗅神経は、中枢神経系の中で空気にさらされている唯一の神経細胞で、鼻腔の天蓋にあります。嗅神経は多くのにおいをキャッチしますが、私たちはすぐにそれがなんのにおいなのか判別できます。でも、言葉にすることは難しいですよね。イチゴの香りを嗅いだことのない人に、その香りを説明できますか？　その香りを初めて嗅いだ人でも識別できるように、その香りを説明することができますか？　一つだけ確かなことは、あるにおいを記憶の保存庫に納めると、それを忘れることは決してないということです。嗅覚記憶は驚くほど安定しているのです。

ブラックアウト

「ブラックアウト」（一時的記憶喪失）は科学用語ではありませんが、日常生活ではよく使われます。お酒の飲みすぎで記憶が飛んでしまった時がそうですね。大量のアルコールを体内に入れると、脳が麻痺してしまい、記憶を保存することができません。こうなると、何かを思い出すこともできません。抑圧された記憶については、論争が続いています。抑圧された記憶とは、恐ろしい体験をしたために思い出すことができなくなった記憶のことです。トラウマ体験により記憶が無意識に抑圧されるということは証明されていませんが、反証もされていません。一般的に認められているのは、私たちは意識的に記憶を封印するということです。2007年、コロラド大学の研究グループが、恐ろしい映像を被験者グループに見せたところ、感情記憶はある程度コントロールできることが観察されました。被験者たちは、恐ろしい写真をわざと覚えないようにすることで、記憶想起プロセスを中断することができたのです。

無意識に何かを抑圧する、あるいは意識的に何かを封印するということは、それ以前に記憶が保存されているということです。私たちがトラウマ体験を被った時には、それが記憶領域に焼きつけられることが多いのです。原則的に、私たちはトラウマを非常によく記憶しています。

認知症は脳の機能不全

物忘れが多くなることは、通常の老化プロセスです。なぜなら、加齢とともに脳内の神経細胞はその結合が減っていき、その結果、死滅するからです。年齢の経過とともに、多くの神経細胞が失われます。MRI（磁気共鳴画像診断法）やCTスキャン（コンピュータ断層撮影）を使用した脳画像からも、脳が年齢とともに萎縮していくのがわかります。記憶メカニズムにとってたいへん重要な海馬――タツノオトシゴ――は、加齢の影響を強く受ける部位です。

腎臓の機能が低下した場合は腎不全と呼びます。心不全とは心臓の機能低下のことで、免疫不全とは免疫の機能が低下したことです。それなのに、脳の機能が低下した時には認知症と呼んでいるのです。実際、認知症とは脳不全であるにもかかわらず。Dementia（認知症）とはラテン語の demens に由来し、「分別がないこと」という意味です。

脳のどの部分が機能不全を起こしはじめるのかによって、認知症は多くのサブグループに分類できます。もっとも、最終的には機能不全が広がり、それらのサブグループの区別は困難になります。認知症を引き起こすもっとも一般的な原因はアルツハイマー病で、脳内に異常タンパク質が蓄積することが原因です。そのタンパク質は脳内のいたるところに蓄積し、神経細胞に損傷を与えます。そのような損傷は、海馬に隣接する側頭葉からはじまると考えられています。つまり、短期記憶がこの病気の初期の段階で侵害されるのです。この段階では、その人のパーソナリティやユーモアのセンスは以前のままです。けれども、だんだんと「うっかりミス」が増えます。コーヒーメーカーの電源を切り忘れたり、部屋を離れる前にロウソクの火を消さなかったり、商店へ行っても必要なものを買わなかったり……。初めは「やることリスト」をつくることで失敗は防げますが、次第にそれでは間に合わなくなるのです。そして、何かがおかしいと気づき、病院に行くようになります。私の母方の曽祖母は、アルツハイマー病を患っていました。今でも覚えているエピソードがあります。曽祖母は、何時間も台所に立って、豪華なディナーをつくりました。それなのにゲストは誰も来なかったのです。曽祖母の心は、ひどく傷つきました。あとでわかったことですが、招待状を出すのを忘れていたのです。

認知症には悲しみがつきまといます。とりわけ、脳のほかの部分がまだ正常で、「何かがおかしい」と本人が気づいている初期の段階では。

「人は年を取るにしたがい子どもに戻っていく」という表現を聞いたことがあるでしょう。アルツハイマー病の進行の過程で、長期記憶をそのまま保っている段階であれば、そう言えるかもしれません。けれども、症状の進行とともに、やがて長期記憶さえも消滅していきます。そしてパーソナリティやユーモアのセンスもなくなり、「おばあちゃんは、どこかへ行ってしまった」と家族が嘆くようになるのです。でも、絶望しないでください。アルツハイマー病治療における研究は今でも活発で、その知見は次々に発表されているのです。脳内で異常タンパク質が蓄積する原因がわかれば、この病気の治療方法も確立されるでしょうし、もしかしたら症状の進行をくい止めることができるかもしれません。

2番目に多い症例は、血管性認知症です。この認知症は、脳内のいくつかの部分が、血液の供給不足により損傷を受け、神経細胞が死滅することにより起こります。その原因の多くは、脳梗塞や一過性脳虚血発作によって脳内の血管が詰まることです。それゆえ、この病気の進行はアルツハイマー病ほど穏やかでなく、脳梗塞や脳出血を繰り返すことにより急激に悪化します。リスク因子は、血管に関するほかの病気の原因と同じく、不健康な食事と運動不足です。

そのほかの認知症の症状では、記憶障がいよりもパーソナリティの変化や幻覚が先にあらわれます。その後、やはり記憶が失われていきます。

ノルウェーでは、5人に1人が認知症になると言われています。現在、約7万人がこの病気で苦しんでいて、2050年にこの数は倍になると予測されていますが、まだ治療法は確立されていません。では、リスクを減らすために何ができるでしょうか？　年を取ることは避けられません。アルツハイマー病のリスク因子はまだはっきりしていませんが、脳を鍛えることが役に立つとわかっています。老年になっても脳を活発に使っている人は、脳内で異常タンパク質が蓄積しても、機能障がいが生じるまでの時間が長くなるのです。この病気は進行性ですが、それでも症状があらわれるまでの時間が長くなります。血管性認知症の発症には、これまで述べたすべてのことがかかわっています。健康に留意して生活し、食事をきちんととってください。

まだ希望はあります。研究は常に前進しています。スタンフォード大学のある研究グループによると、高齢のマウスに若いマウスの血液を注入した結果、海馬で新たにつくられる細胞の数が増加したそうです。若い血液には、加齢による忘却を減少させる因子があるのかもしれません。

言い間違いを避けるには？

私がまだ幼かったころ、母親がある英語教師の話をしてくれました。その先生は、自分には知らないことはない、どんな質問にも答えられると豪語していたそうです。ある日、その先生は英語のオレンジのことを「アッペルシーネ」と言ってしまいました。そして、生徒から間違いを指摘されても、それを認めなかったそうです。それ以後、彼は生徒たちから「ミスター・

アッペルシーネ」というあだ名を頂戴しました。母親がこの話をすると、誰もが笑いました。私が最初にこの話を聞いた時、まだ英語を習っていなかったので、母親は「ノルウェー語のアッペルシーネは、英語でオレンジというのよ」と説明してくれました。今の私は英語を話しますが、飛行機に乗った時には心の中で「オレンジ、オレンジ、オレンジ」と繰り返しています。「アッペルシーネ・ジュース、プリーズ」と客室乗務員に頼んで、あとで「ミセス・アッペルシーネ」と呼ばれないために。勘違いを避けるための簡単な方法があればいいのですが、残念ながら私たちの脳には「リセット・ボタン」がないのです。自分の心に「忘れなさい」と命令しても、それが効く可能性はごくわずかです。オレンジをアッペルシーネと言い間違いそうになるたびに、私は脳内の同じ神経細胞ネットワークを使用しています。間違いを訂正する時にも同じ神経細胞ネットワークを使います。そして、使用するたびにそのネットワークは強固になります。つまり、この先生のエピソードは、私が生きている限り忘れないということです。

虚偽記憶

過去に記憶したものを、現在必要になったからといって、まったく変えずに取り出すことはできません。記憶のメカニズムは、ひどく当てにならないものなのです。私たちが情報を保存する時、その形はもっとも重要な部分しかない「記憶の骸骨」です。その記憶を思い出す時、私たちは推論または過去の経験に基づく一般的な知識を利用して、その骸骨に「肉づけ」しようとします。これが、虚偽記憶の原因かもしれません。いくつかの研究によると、私たちは記憶を構築する時にも再構築する時にも（つまり、記憶する時にも思い出す時にも）、私たちの記憶の中にあるギャップを埋めようとする傾向にあるそうです。

虚偽記憶の例は豊富です。たとえば、尋問中にそれとなく誘導されたり、新聞記事を目にしたりすることで、目撃者が証言内容を変えてしまうこともあります。記憶の保存と取り出しを何度も繰り返せば、その情報は長期記憶として残ります。でも、保存を何度も繰り返すうちに、その記憶は変化していきます。既存の神経細胞の結合はその強度が弱まり、その記憶は、ほかの新しい感情、環境、期待または知識と結びついてしまうのです。

エリザベス・ロノタスは、虚偽記憶の研究に貢献した優秀なアメリカの心理学者です。人が何かを記憶する時には、その事象の説明方法が非常に重要だと主張しています。彼女は、2つのグループに、事故を起こした車の写真を見せました。一方のグループには、この車は「衝突した」と言い、ほかのグループには、この車はほかの車に「当たった」と言いました。「衝突した」と説明されたグループは、もう一つのグループよりも、砕けたガラスをよく覚えていました。どちらのグループも同じ写真を見たにもかかわらず、結果は違ったのです。つまり、私たちは、使われている単語に影響されやすいということです。

HMのケースを見ると、人間の記憶が不変でないことが、ありがたく感じられるでしょう。HMは27歳で海馬の除去手術を受けたので、残りの人生、自分はずっとその年齢だと信じていました。高齢になって自分の姿を見た彼は、この人は自分の父親に似ている、でも父親は眼鏡をかけていなかったはずだけど、と考えました。毎朝、鏡を見るたびに彼は驚きました。手術前の記憶しか持っていなかったので、自分はずっと27歳のままだったのです。

記憶がなければ、親戚や友人を認識することができません。記憶がなければ、私たちは自分自身を認識することすらできないのです。

忘れることを評価しよう

多くの人は、記憶力を高めたい、もっとたくさん覚えたいと望んでいます。でも、ちょっと待ってください。平均的な記憶力を持っていることで、人は満足すべきです。平均的というのは、悪いという意味ではないですよ。あなたの脳は、重要な情報を選び、そうでない情報は忘れるように分類します。あなたが体験したすべてのことが記憶されるわけではないのです。あなたの記憶のメカニズムは、毎日大量に流れこんでくる情報からあなたを守るフィルターの役目を果たしています。

稀有な存在ですが、過去に自分の身に起こったことを決して忘れない人たちもいます。ギネスブックに載ろうとして記憶術の訓練を積んでいる人たちのことではありません。また、サヴァンたちとも違います。世界中でほんのひと握りですが、毎日の出来事を覚えている人たちがいます。この能力を持つと診断された最初の人は、当初AJと表記されていましたが、のちにジル・プライスという名のアメリカ人女性だということがわかりました。彼女に適当な日付を告げると、彼女はその日の天気を答えるだけでなく、自分とまわりの人たちが何をしていたのか、その日のニュースは何だったのかも教えてくれます。どんなに些細《ささい》なことでも、彼女はすべてを覚えています。彼女は自分の記憶力を、一本の映画を上映しつづけるようなものと表現しています。現在と過去という、2つの分割された世界に彼女は生きています。毎日のどんな些事も、彼女に過去の経験を思い起こさせ、彼女はそれを次々に追体験します。多くの人は、彼女の記憶力を「大から授かった」と評しますが、彼女自身は「重荷」と呼んでいます。

AJとキム・ピークは人並み外れた記憶力のために有名になり、HMはその極度の健忘症のために有名になりました。HMは自分の生涯の大部分を忘却して過ごしましたが、それでも彼は記憶に関する多くのことを私たちに教えてくれました。何世代にもわたって、彼は人々の記憶にとどまるでしょう。

記憶のメカニズムに関する知識が増えれば、記憶力を高める方法も学べますし、どんな時に記憶を信頼してはいけないのかもわかります。記憶は、私たちの将来の選択にとって重要ですが、過去の出来事をそのまま保存したものではないのです。忘却の程度が人並みなら、それで良しとすべきです。忘れないでくださいね。

第4章

脳内GPS

1匹のラットが楽しそうにケージの中を走りまわり、等間隔に置かれたチョコレートを探しています。ラットの頭頂部にはワイヤーのついた帽子のようなものが取りつけられ、特定の神経細胞からの信号をキャッチしています。この側頭葉にある神経細胞は、一見すると任意の信号を送っているように見えますが、ラットが楽しそうにチョコレートを探して走りまわるうちに、一定のパターンが生まれます。この神経細胞が信号を発する地点をつなぐと、普通の地図にあるような、縦線と横線が交わるグリッド（格子）ではなく、幾何学的に完璧な六角形が浮かび上がります。六辺の長さはいずれも同じで、一つの六角形の中心点から隣接する六角形の中心点までの距離は、どれを測っても同じです。ゲーム開発者たちは、仮想世界をつくる時には、マス目が四角形のマップよりも六角形のマップを使うほうが優れたゲームを創作できると信じてきました。ということは、当たり前ですが、私たちの脳は、ゲーム開発者たちより何百万年も先を行っていたわけです。

図12

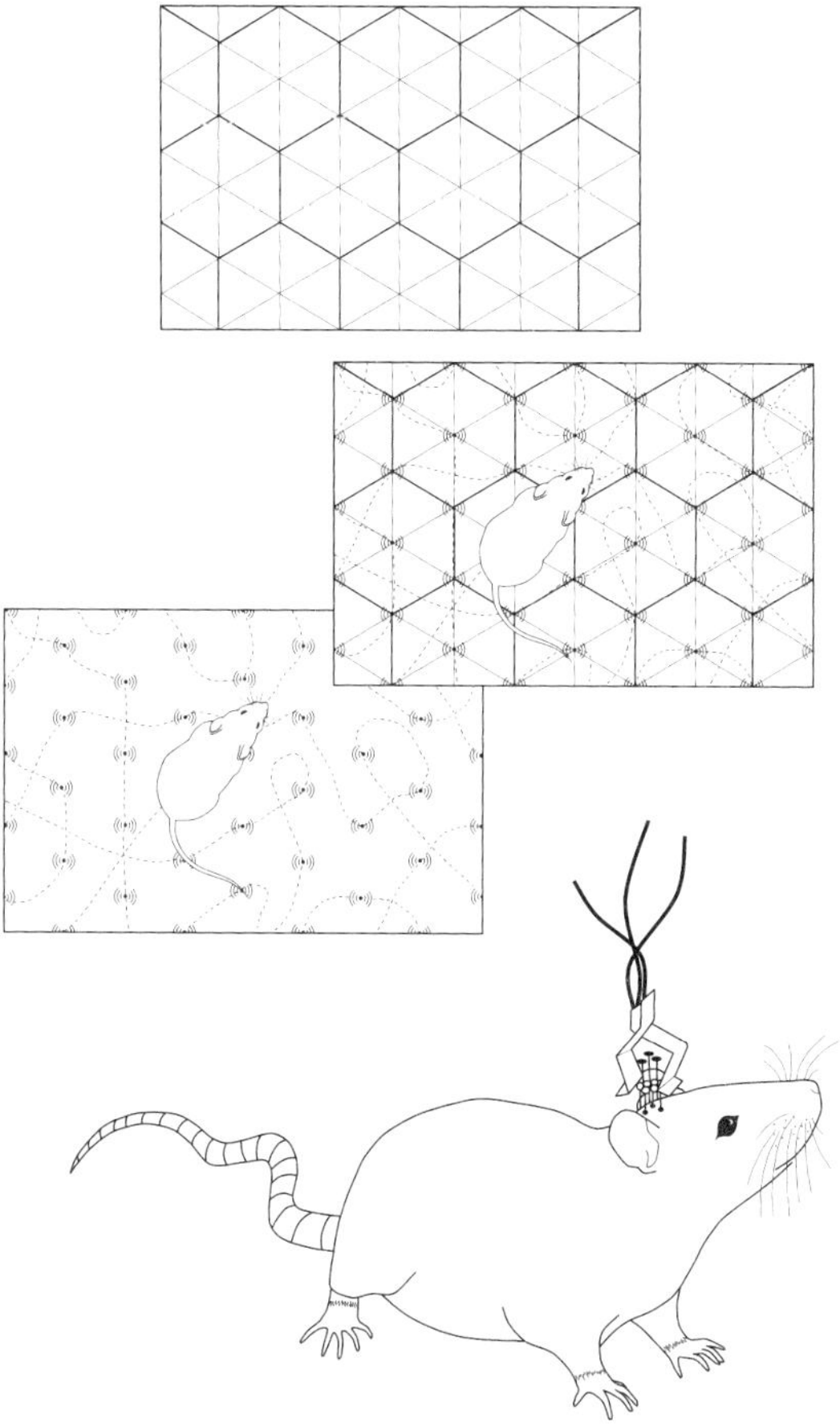

このようにラットの運動パターンは記録される。ラットが発信した点をつなぐと、完全な六角形になる。

脳内のグリッド

この画期的な実験結果を発表したのは、ノルウェーの脳科学者たちでした。マイブリットとエドバルドのモーザー夫妻が率いる研究グループは2005年、この六角形グリッド（格子）をつくりだす細胞を発見しました。その細胞をグリッド細胞と名づけました。その後、夫妻は、私たちの方向感覚は複数の格子入り地図でできており、それらの地図には独自の役割と格子スケールがあると発表しました。格子スケールが大きな地図は広い地域用で、そこでは細部はそれほど重要ではありません。格子スケールの小さな地図は狭い地域用で、そこでは解像度が高いことが要求されます。グリッド細胞は大脳皮質領域にあり、側頭葉に囲まれている海馬に接しています。また、この大脳皮質領域の一端に位置するグリッド細胞がつくる地図の格子スケールは小さく、反対側の一端に位置するグリッド細胞のそれは巨大になりました。格子スケールの大小は偶然決まるわけではなく、2の平方根ずつ増大します。

あなたの現在地

道順を調べるためにかつて一般的に使われていたのは紙の地図でした。今でもそれを使う人はいますね。GPS機能が携帯電話に搭載されていなかったころ、道順を調べるためには地図帳をめくったり、自分の進路に合わせてそれを上下逆さにしたりしていました。自分がどこにいるのかを確認するために、山や教会のようなランドマーク（目印）を見つける必要がありました。観光地の地図には、現在地を示す赤い矢印がよくありますよね。実は、脳内にはそれがあるのです。

グリッド細胞を発見してから約10年後、モーザー夫妻はイギリスの神経科学者ジョン・オキーフとノーベル生理学・医学賞を共同受賞しました。モーザー夫妻のグリッド細胞の発見とオキーフの場所細胞の発見が評価されたのです。この場所細胞が、例の赤い矢印のようなものです。オキーフも自分のラットにモーザー夫妻が使用したような帽子を着けましたが、彼が測定していたのは海馬周辺の大脳皮質領域ではなく、海馬にある神経細胞の活動でした。オキーフは、ラットがケージの特定の場所にいる時にだけ強烈に発信する神経細胞を発見しました。

有名な患者HMは、左右の海馬およびその周辺の大脳皮質の除去手術を受けたので、場所細胞とグリッド細胞の両方を失いました。この手術のあと、彼は病院の医療スタッフを認識することができず、同時にトイレへ行く道順もわからなくなってしまったのです。場所細胞による空間認識は、記憶力と密接な関係にあります。実際、私たちの記憶の大部分は、それを体験した場所と結びついています。ラットを使った実験によると、場所細胞は、私たちが今、どの場所にいるのかを教えてくれるだけでなく、具体的な地理上の場所についての記憶情報も提供し

図13

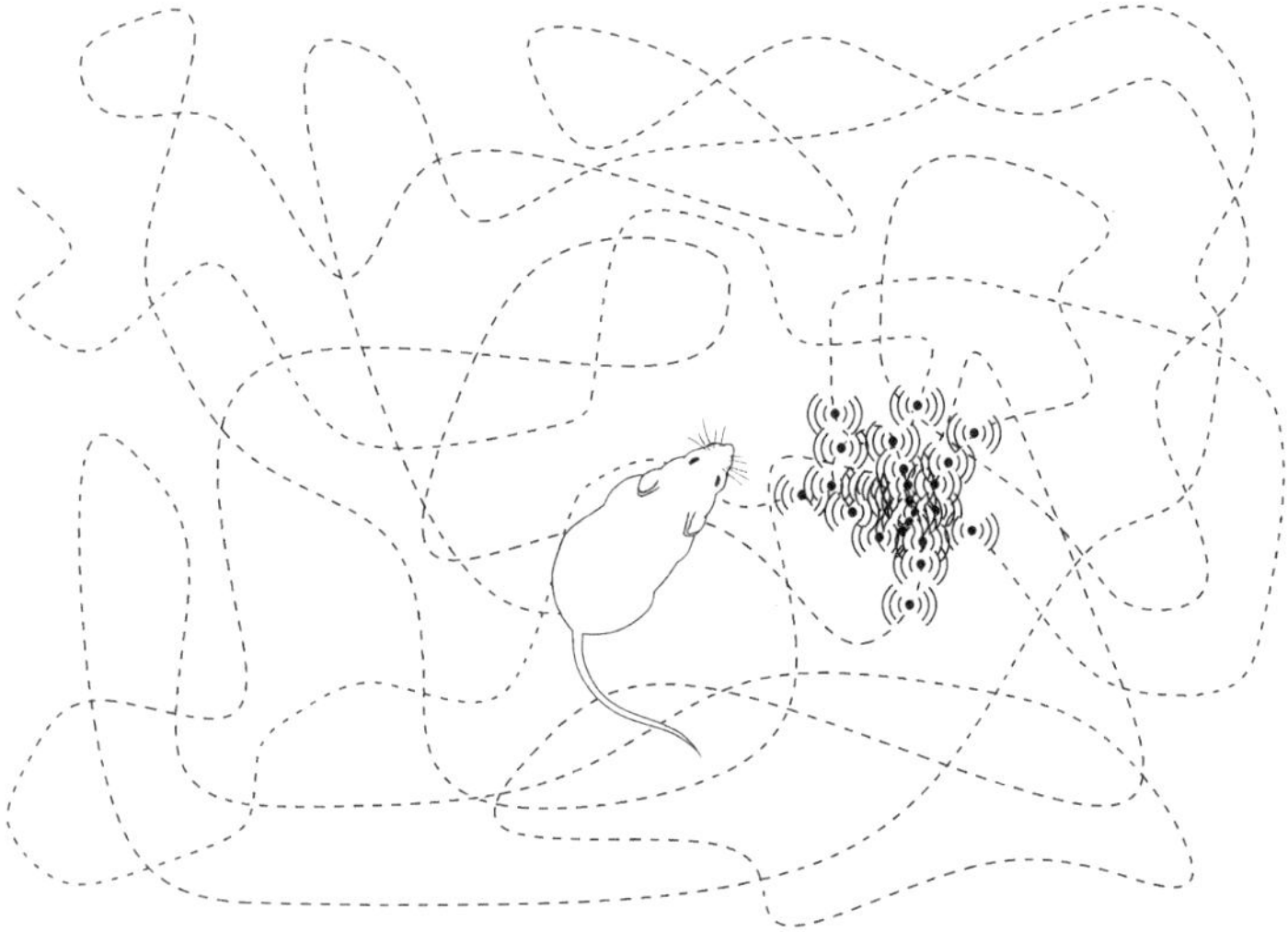

それぞれの場所細胞は、ラットがケージの特定の場所に来た時にだけ発信する。
ラットの行動範囲が広いほど、その「特定の場所」の存在が明確になる。

てくれます。あなたが幼かったころ、子ども部屋におもちゃ箱があったでしょう。それにまつわる場所細胞は、あなたがおもちゃ箱を思い出すたびに、強力な信号を発しているはずです。たとえあなたが今、地理的にはずっと離れた場所に住んでいるとしても、あなたがおもちゃ箱のことを思い出すたびに、あなたの心はそこに戻っていくのです。

以上の発見は、ラットを用いた実験で得られたものでしたが、進化史上、海馬は大脳皮質の古い部位に属し、人間もラットもともに持っています。方向感覚はラットにも人間にも同じくらい重要なはずですから、人間と同じくらい洗練された方向感覚をラットが持っていても、それほど驚くことではないでしょう。人間の方向感覚を解明するにはまだまだ時間がかかりますが、それでも研究は進んでいて、人間の脳にもグリッド細胞があることがわかっています。ラットを用いた実験の結果から、人間の脳のどの部位をまず調べればいいのか見当がつきます。

地図とコンパス

私は方向オンチです。それははっきりと認めます。たいていおとなしく人の後ろをついて歩くので、私の方向オンチは矯正されないままです。でも、ごく稀に、どっちの方向に歩けばいいのか、はっきりし頭に浮かぶことがあります。大学で最初の試験が終わったあと、私は2人の女友だちと一緒にハンガリーの首都ブダペストへ行きました。その街で、友人たちの忍耐強さが試されることになりました。目的の場所へ行くにはどの方向へ歩けばいいのか？　私には確信があったので「こっちよ」と言ったのですが、友人の1人はそれは正反対だと言うのです。それまでの経験上、正しいのはいつも彼女のほうでしたが、私はちょっと傷つきました。でも教育的な配慮ができる彼女は、私の行きたい方向につきあってくれました。そして道沿いのランドマークを指さしながら、なぜ私の選んだ方向が間違っているのか辛抱強く説明してくれたのです。彼女は徐々に、哀れな方向感覚の持ち主を納得させることができました。そして私たちはUターンし、彼女が最初に主張していた方向に歩きはじめました。もうその時には、私の頭方位細胞は抵抗して叫ぶのをやめていました。

　頭方位細胞は多くの点でコンパスに似ていますが、それは東西南北を教えてくれるものではありません。頭方位細胞は地球の磁極ではなく、内耳の平衡器官と関係しています。一つの頭方位細胞は、あなたの顔が特定の方向を向いている時に発火します。これは逆立ちをしていても目を閉じていても同じです。ところが、目を閉じている時間が長いほど、その頭方位細胞が指す方向は曖昧になります。ラットを用いた実験では、照明の点滅を繰り返すと、ラットの頭方位細胞は一時的に機能停止するようで、ラットは何度も方向を間違います。また、ラットを2～3分おきに新しい環境に移すと、ラットはランドマークを失い、やはりその頭方位細胞は機能しなくなります。やがて頭方位細胞は正しい信号ではなく、まったくでたらめな信号を発するようになります。私の頭方位細胞もその状態なのでしょうか？

頭方位細胞も場所細胞と同様に記憶情報に結びついています。ラットは静かに眠っていても、その頭方位細胞は依然として活動的です。とりわけレム睡眠の時は、覚醒したラットがケージの中を走りまわっている時と同じくらい、その細胞は活動しています。

ここが境界

頭方位細胞と、海馬外周の大脳皮質にあるグリッド細胞の間には、どこに境界（ボーダー）があるのかを教えてくれる小さな細胞群があります。あなたが地理上の境界（山、道または フェンスなど）のすぐそばにいる時、ボーダー細胞は信号を発します。たとえば、あるボーダー細胞は、あなたの右側に境界があらわれた時にだけ発信します。ラットのケージの壁を右側に延ばしてみると、ボーダー細胞は以前境界があった場所ではなく、新しい境界にラットが接した時に発信します。ボーダー細胞は場所細胞とグリッド細胞に、どの場所で用心すべきかを教えているのです。

図14

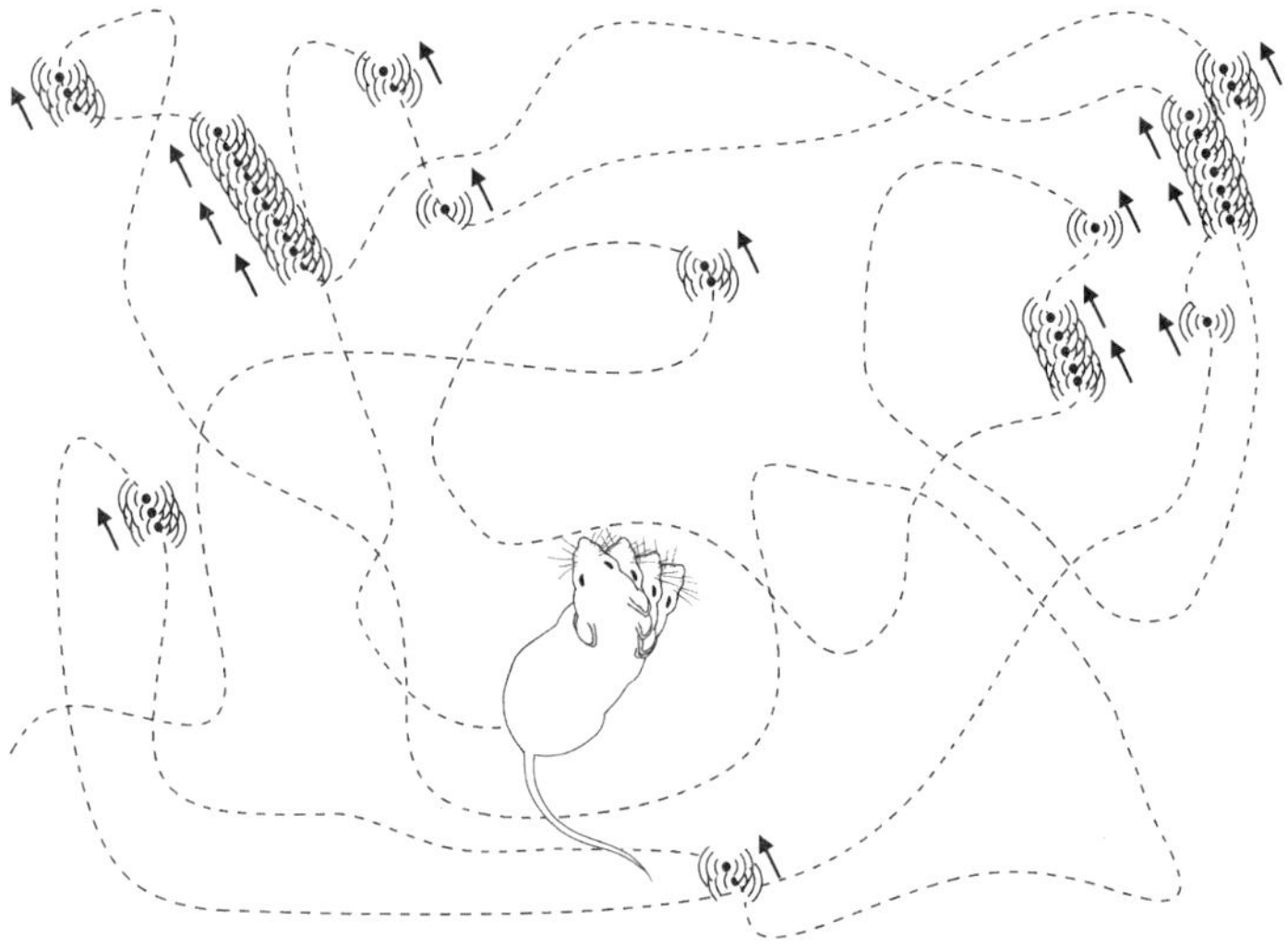

頭方位細胞は、ラットが進む方向ではなく、顔の向きに影響を受ける。

図15

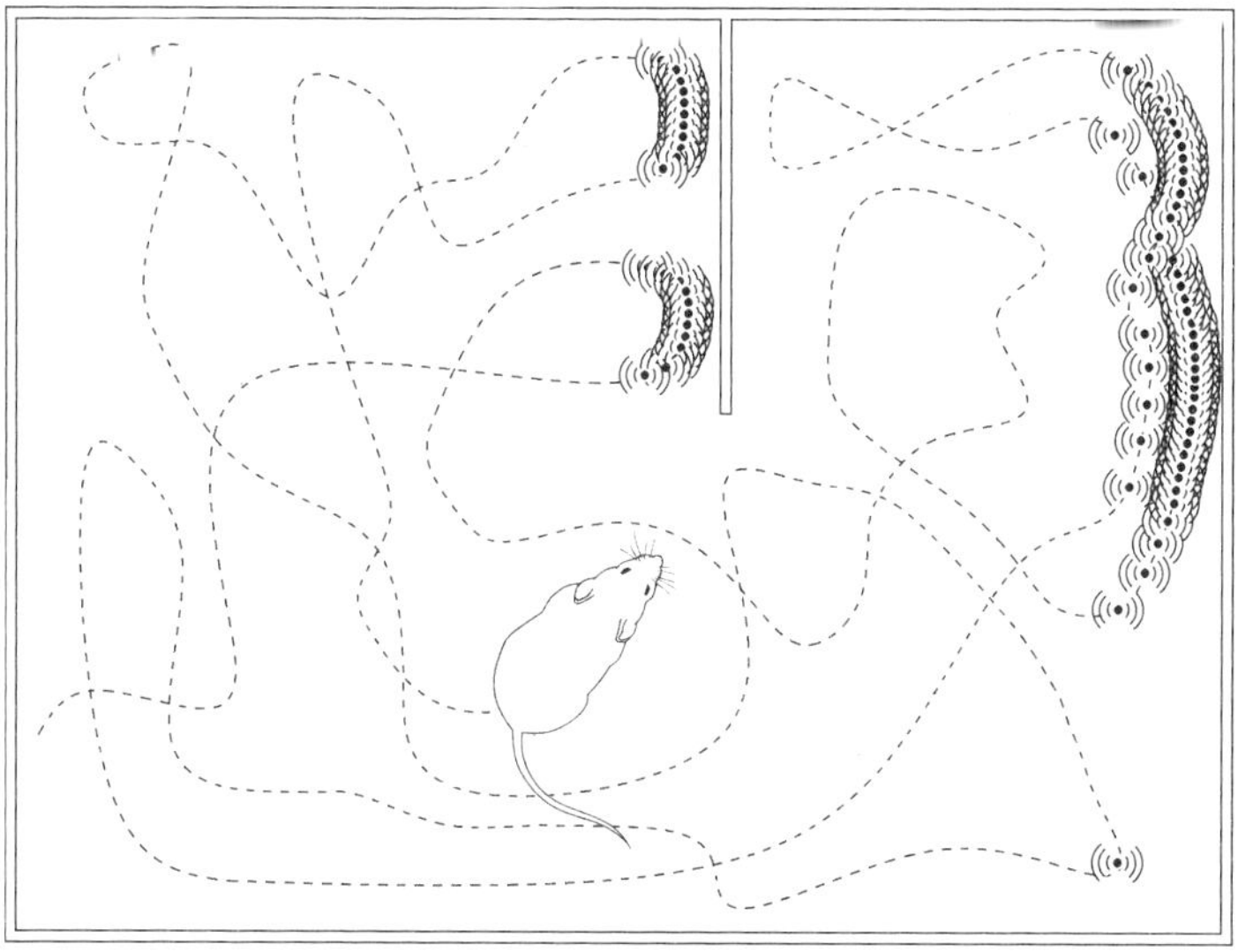

ボーダー細胞は境界に反応する。このボーダー細胞は、ケージの端の壁であっても中間壁であっても、ラットがそれを右側に感じた時に発信している。

原始家族フリントストーン

アニメ『原始家族フリントストーン』の登場人物フレッド・フリントストーンのマイカーは、車輪は石ですが床はなく、おまけにエンジンもありません。だから座席に座ったフレッドは足で大地を蹴って、マイカーを動かしていました。マイブリット・モーザーとエドバルド・モーザーはラット用にそんな車をつくったのです。ご褒美のチョコレートめがけて4メートルのベルト上を猛スピードで走るラットの速度は、時に秒速50センチメートルにもなります。けれどもモーザー夫妻は、ベルトに抵抗をつけることにより、ラットの速度を秒速7、14、21および28センチメートルに制限しました。そして、ご褒美目指して走るラットの脳内で活動する数百の神経細胞を観察したのです（図16参照）。こうして発見されたのがスピード細胞でした――つまり、ラットの速度に応じて信号を出す細胞のことです。スピード細胞はある種の速度計で、ランドマークにも周囲の明るさにも影響を受けません。ラットを自由に走らせた場合、スピード細胞は、ラットの現時点の速度ではなく、到達するであろう速度を示す傾向にありました。

これまでの説明をまとめると、グリッド細胞に対して、頭方位細胞はラットがどの方向に動いているのかを伝え、スピード細胞はラットの移動速度を伝えます。グリッド細胞はこれをもとに、地図の縮尺を更新します。ボーダー細胞は、グリッド細胞がつくった地図の限界を示し

図16

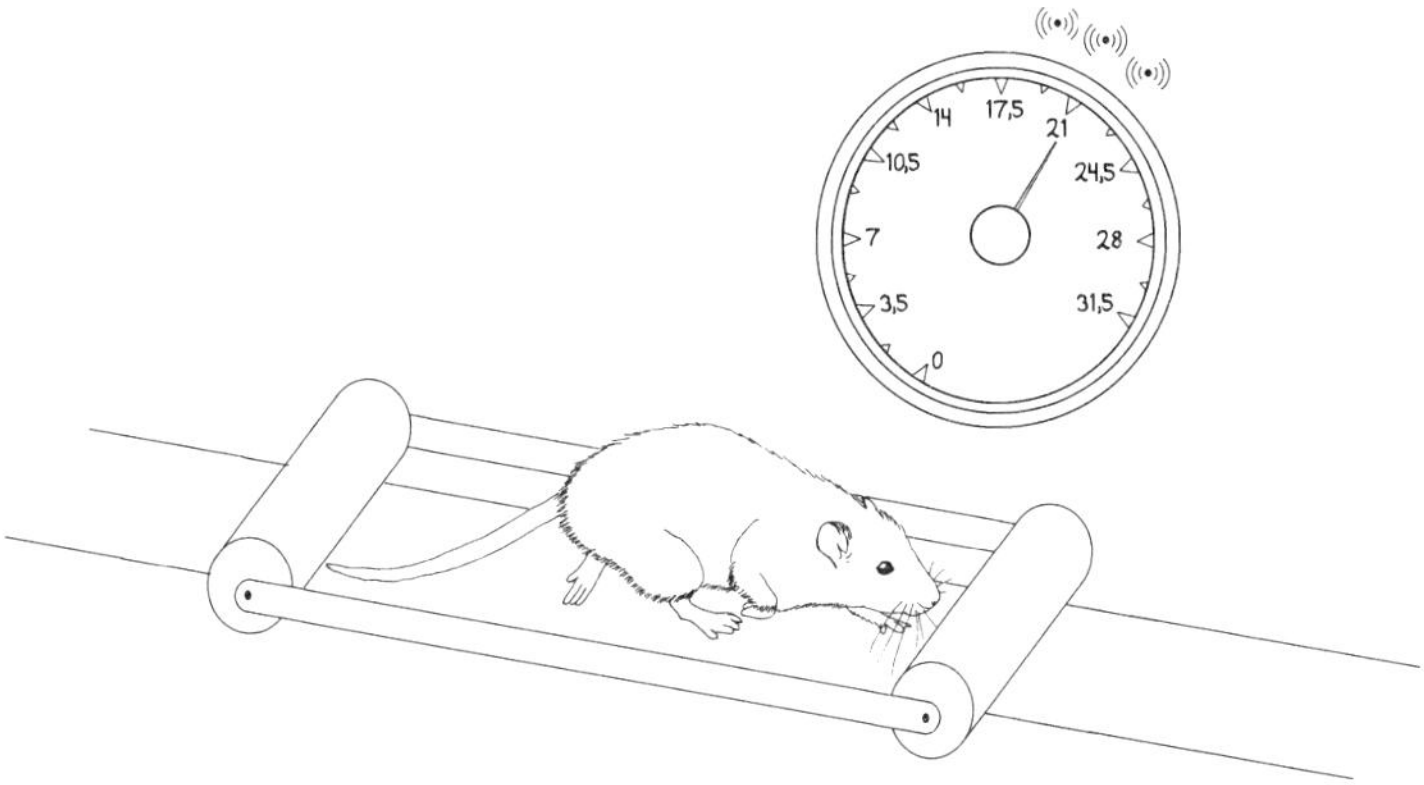

ベルト上を走るラット。計測対象のスピード細胞は秒速21センチメートルの時に発信した。

ます。場所細胞は、私たちの現在位置を教えてくれます。このように、これらの細胞が、私たちの空間認識を助けてくれます。協力して脳のグローバル・ポジショニング・システム（全地球測位システム）をつくりあげているのです――スピードメーター、コンパス、境界マーカー搭載の脳内ＧＰＳを。

脳内ＧＰＳの場所

場所細胞は海馬にあり、グリッド細胞はその外周の大脳皮質にあります。空間認識にもっとも重要な細胞のうちの2つが、これまでわかった限りでは、側頭葉内部にあるのです。一方、頭方位細胞は海馬外周の大脳皮質にのみ存在するのではなく、視床および大脳基底核以外の大脳皮質領域にも存在します（図1、8および9参照）。

私たちが未知の目的地に向かう場合、脳内の地図・コンパス・速度計が必要です。このほかに、後頭葉からの視覚情報を使ってランドマークを認識しています。また、足が地面に着いたかなど、自分の身体の動きを感じたり意識したりしていることも必要で、これには頭頂葉と小脳が貢献しています。言い換えれば、私たちのナビゲーション能力は地上のランドマークにだけ依存しているのではなく、片腕や片脚が今どこにあるのかというような、身体の動きを常時知らせる信号にも依存しているのです。私たちが目的地に到達するためには、視覚とナビゲーション能力に共同作業してもらわねばならないのです。

頭頂葉は視覚情報とそのほかの感覚情報を統合します。頭頂葉に損傷のあるラットは、小脳の補助が継続していても、感覚情報の解釈が明らかに低下します。その結果、エサの隠し場所や自分のケージに戻る道順がわからなくなってしまうのです。頭頂葉に損傷を負った場合、進むべき方向がわからなくなってしまうのはラットだけではありません。人間もまた、どの方向に進めばいいのかわからなくなります――たとえ、慣れ親しんだ環境であっても。

道を見つけるのは男性のほうが得意？

知らない町で道を見つけるのは男性のほうが得意だと言われていますが、本当なのでしょうか？　この分野の研究結果はバラバラですが、それでもどちらかといえば、答えはノーと言えるでしょう。一つだけ結論を出すとしたら、道を見つける時には、男女とも同じような方法を採るということです。もちろん、研究方法によって結果は変わります。コンピュータゲームのようなバーチャル・オリエンテーションを用いた研究では、男性の成績のほうが上でした。その理由は、平均的に男性のほうが女性よりもコンピュータゲームをする時間が長いからかもしれません。実際の地形を用いた実験では、男女の差はほとんどありませんでした。一般的に女性は男性よりも、丘や教会の塔のような風景上、目立つものをランドマークとして使用する傾向が強く、男性はランドマークよりも方角を利用することがはるかに多いのです。この違いは、男女の道案内にもあらわれます。女性の典型的な説明はこうです。「コンビニの角を左に曲がってください。それから、次の曲がり角までまっすぐに歩いてください」。男性はもっとひんぱんに、東西南北を使います。女性はランドマークを使うので、いくつかの研究は、概して女性のほうが元の場所に戻るのが上手だと結論づけています。

これらの研究は平均値であらわされます。男性の平均値よりはるかによい結果を出す女性がいる一方で、はるかに劣る結果を出す女性もいるわけです。私個人は、平均値を引き上げるほうではありません。残念ながら、「これは生まれつき」と言い訳することはできません。もちろん、人には生まれつきの条件がありますが、一方ではこれまで述べたように脳は可塑的、つまり変化できるのです。空間認識は訓練で向上させることができます。「私は方向オンチだ」「きっと道に迷う」「1人で行ったら、時間どおりにはたどり着けないだろう」。こんなことばかり考えていると、恐ろしいことにそれは現実になってしまうのです。方向感覚の話になると、女性は自分の能力を低く評価しがちです。それは、男性の方向感覚のほうが優れているという神話が根強いからでしょうか？ 何かを実行する時、自信は重要です。２００６年、科学誌「サイエンス」に掲載された研究によると、男性のほうが数学的才能があると聞かされた女性グループと、男女の数学的才能は同じだと聞かされた女性グループの数学の試験結果を比べた場合、前者の成績のほうが低かったそうです。

脳トレするタクシー運転手

海馬を鍛えることはできるのでしょうか？　ロンドン大学の研究者たちがこの問いを立てた時、その被験者にぴったりの人たちが地元にいました。ロンドンの街は、パリやニューヨークのように計画的に建設されたものではないので、その道路は迷路のように入り組んでいます。多くの点でロンドンはオスロに似ていますが、規模はずっとずっと大きいのです。ロンドンでタクシー運転手になるためには、迷路のように入り組んだ2万5000もの通りを覚えなくてはなりません。そのほかに何千もの観光名所や重要な建物があります。このように規模が大きく複雑な都市でタクシー運転手になるためには、2年から4年の訓練期間が必要だと言われています。それでも、その半数近くが最終試験で不合格になるそうです。

ロンドン大学の研究者たちはまず、タクシー運転手のグループと、彼らと年齢やIQが同じ人たちのグループをつくり、全員の脳をスキャンしました。その結果、タクシー運転手の海馬が、後者のグループのそれより明らかに大きいことが判明しました。このように海馬が大きくなったのは、訓練と経験の賜物でしょうか、それとも、大きな海馬を持つ運転手だけをたまたま被験者に選んだからでしょうか？　また、タクシー運転手どうしを比較すると、経歴が長い人のほうが海馬が大きいという傾向がありました。その数年後、それを確認する実験が行われました。同じ研究チームがタクシー運転手志望者を集め、訓練を受ける前と終了後に彼らの脳をスキャンしたのです。最終試験に合格した人たちの海馬は、以前より大きくなっていました。多くのシナプス結合が形成されていたのです――おそらく新しい神経細胞も増えていたのではないでしょうか？　海馬は、新しい神経細胞を形成できる数少ない脳内器官の一つです。経験が私たちの脳をつくるということを、この実験もまた証明しました。

方向感覚はよくなるのか？

目の前にロンドンの地図が浮かび、目的地までの最短路を即座に判断することができなければ、ロンドンのタクシー運転手とはいえません。もし彼らがたんに客に言われた住所を入力し、GPSの指示に受動的にしたがうだけだったら、研究者たちは彼らの海馬が以前より大きくなっていることを確認できなかったでしょう。

ランドマークを見ながら道を探すことで、私たちは脳内地図をつくることができます。たんにGPSの指示にしたがうよりも、脳を積極的に使うことができるのです。あなたが毎日同じルートを通って自宅と職場を行き来しているとしたら、それはかなり消極的な脳の使い方です。新しい道を見つけるようにしてくださいね。神経細胞のシナプス結合は、使用されないと、やがて消失します。ＧＰＳに言われたとおりに２００メートルまっすぐ進み、右に曲がっているだけでは、海馬内の神経細胞結合を維持できません。ＧＰＳを使えば、新しい場所に行っても困ることはないでしょうが、その代わり、目印になるものを通りすぎても、脳にインプットされません。携帯電話の画面を見ているだけで、古い教会や美しい公園に気がつかないのです。つまり、世の中の地理的・文化的な関連性を見落とすことになるのです——自分の脳や地図を使わないほうが「時間短縮」にはなりますが……。

日本でこんな実験が行われました。３つの被験者グループに、大都市内の同じ目的地を見つけるように指示しました。目的地までは徒歩で行きますが、そこを見つける方法はバラバラです。一つ目のグループはＧＰＳ内蔵の携帯電話を、２つ目のグループは地図を使います。３つ目のグループは「このルートを通るように」と口頭で説明されただけでした。目的地に到着したあと、被験者たちは、口頭で、あるいは地図に線を引いたりして、どのルートを通ったかの説明を求められました。これが一番下手《へた》だったのは、それほど驚くことでもないのですが、ＧＰＳを使ったグループでした。もっと驚くべきことは、彼らは最長距離を取り、立ち止まる回数も最多だったことです。一番成績がよかったのは、道順の説明を口頭で受け、あとは自分たちで道を探して歩かねばならなかったグループです。確かにＧＰＳの使用によって時間の短縮が図れる事例は無数にあります。でも忘れないでくださいね、あなたの内蔵ＧＰＳだって、それほど悪くはないんですよ。

自分のナビゲーション能力を維持したいのなら、道がわからない時には、GPSよりも紙やデジタルの地図を使用すべきです。GPSのモニターが小さいと、自分の現在地と目的地が同時に見られません。カナダのマギル大学の神経科学者ヴェロニク・ボーボは、GPSが普及すると人間はあまりにも受動的になりすぎて、高齢になるとアルツハイマー病のような負の結果が生じるとまで主張しています。ロンドンのタクシー運転手は海馬を積極活用することによってそのサイズを大きくしたのですから、GPSの使用はそのサイズを小さくするはずだとボーボは述べています。初期のアルツハイマー病は海馬の神経細胞を損傷しますが、訓練された健康な海馬なら、症状が進む前に、その損傷に耐えられる可能性が高いのではないでしょうか。

だから、道順を調べたい時に携帯電話がバッテリー切れだったとしても、それは喜ぶべきことなのです。生まれつきの方向センサーを備えた脳内GPSのおかげで、私たちはどこでも歩き回ることができます。この能力は、あなたが未知の目的地を見つける時に役立つことが多いのですが、夜中に冷蔵庫へ行く時にも役立ちます。この能力がなければ、どのルートを通ればいいのかわからず、同じ場所をグルグルと回ることになるでしょう。

第5章

感じる脳

この世から喜びや愛、失望、怒りがなくなったとしたら、なんと退屈なことでしょう。自分自身や他人の感情を理解することは、とても重要です。自分自身の感情を認識し、なぜそうなるのかを理解してコツをつかめば、それらの感情をまず大脳皮質に立ち寄らせることができます。そうなると、他人を傷つけたり怒らせたりする前に、自分の感情の爆発を抑えられるようになります。

感情的になると、自分の髪を切る人もいます。感情に走るあまり、パパラッチを傘で殴るとか、受賞スピーチをはじめようとする十代の少女歌手からマイクロフォンを取り上げる、なんてことも起こります。選挙結果を喜ぶあまり、ライバル政党に向かって、しゃがれ声の大人が幼稚に「バイバイ」とはやし立てるのも、感情のなせる業なのです。こんなことを感情に任せてやってしまうと、人気アイドルや真面目な政治家のイメージが崩れてしまいます。

感情は、私たちがコントロールしたいと願っているものです。誰もが憧れる人物とは、夜間の当直で、フラストレーションを抱えた患者や親族の怒りや苦情に対応したあと、考慮しつくした今後の治療プランを冷静に説明できる医者でしょう。反対に、法廷にあらわれた証人が、以前電話で話したのとはまったく別の証言をはじめたため、フラストレーションのあまり泣きはじめる弁護士にはなりたくないでしょう。どう見てもプロフェッショナルではないですものね。

とはいえ、人間はどんな感情でもコントロールできるわけではありません。感情は表に出る前に、2つの異なる道を通ります。一つは、大脳皮質を経由する回り道で、感情表現を訂正する機会を大脳皮質に与えます。大脳皮質は、脳の原始的な組織に道理を説き、不安や恐怖といった感情を抑制しようとします。「アシナシトカゲ〈訳注：外見はヘビに見えるため、ノルウェー語では「鋼《はがね》のヘビ」と呼ばれている〉を怖がる理由はないよ。だって毒はないんだから」

でも、私の場合、アシナシトカゲの映像が大脳皮質に立ち寄る前に、感情が表に出てしまいます。理性ではそうでないと知っていても、私の身体はそれが生死にかかわることのように反応してしまうのです――いくら事前に自分に言い聞かせても。私は動物園の爬虫類館に入る前に、心の中でこうつぶやきます。大丈夫、ヘビは全部、ガラスケージに閉じこめられてるんだから、ここは安全よ。でも、そこにいるヘビを一目見ただけで、そんな考えは吹き飛んでしまいます。大脳皮質が理性的に話しかけてこなければ、脳の原始的な部位は、私の全身に警戒態勢を敷いたままでしょう。

音や感覚が脳に入る経路は人によって様々です。私について言えば、安全性が確認できる限り、パラシュートをつけて飛行機から飛び降りたり、高い橋の上からバンジージャンプをしたりすることには、まったく問題がありません。それなのにヘビについては、それをテレビで見ただけで、私はどうしようもなくなるのです。でも、その状態が永遠に続くとは限りません。人は学習することによって大脳皮質を働かせ、恐怖に占拠された場所を奪回することができます。しかし、これとは反対に、恐ろしい体験をたった1回しただけで、それまでは怖くなかったことが急に恐ろしくなることもあります。

また、大脳皮質は常にあなたを落ち着かせるとは限りません。たとえば、小さな子どもにお菓子をあげようとする、一見優しそうだけど知らないおじさんなど、即座に危険だと判断できないものにも「近づくな」と命じることがあります。

たいていの場合、あとで面倒が起きるのを避けるために、私たちの感情は表に出る前に大脳皮質でダブルチェックを受けます。一方で、私たちの感情が最短経路を取ることをありがたく思う状況も存在します。脳内の回り道には時間がかかるからです。たとえば、あなたが道を歩いている時、1台の車がスリップして、あなたに向かってきたとしましょう。「これから何が起こるんだろう。あの車、誰が運転していて、何を考えているんだろう。今ここで私が飛びのくと、あの水たまりで足が濡れるけど、そうしたほうがいいのかな?」なんて、悠長に思慮している余裕はありません。そんな時には、立ち止まったままあれこれ考えるよりも、その水たまりに飛びこんだほうがいいに決まっています。

大人が叫んでもよいとされているのは、サッカーの試合だけです。子どもが小麦粉の入ったボウルを落として、床が白い粉だらけになったとしても、親は子どもの前で怒鳴ってはいけません。まずは深呼吸。それから10まで数えて掃除しましょう。日常生活には、感情を抑えなければならない場面が何度も登場します。

でも、感情がなくなってしまったら、この世界はどうなってしまうのでしょう？　嘘をついても後ろめたく思わなかったら？　子どもや配偶者、親戚、友人に対して愛情を感じられなくなったら？　大きな目標を達成しようという原動力がなくなったら？　実際のところ、私たちは感情に大いに依存しています。ポジティブな感情もネガティブな感情も、どちらも私たちの日常生活には必要なのです。これらのおかげで、私たちは毎日少しずつでも進歩することができるのです。

脳で感じる

独裁者である大脳皮質が何かを決定するたびに、ホルモンと自律神経系がその命令にしたがいます。自律神経系は脳の臣下で、身体活動のスイッチを入れる交感神経系と、身体をリラックスさせる副交感神経系に分かれています。授業中、黒板に何かを書く前に手が震えるとか、手厳しい質問が飛んできて両手に汗をかくといった経験は、自律神経系の働きのせいです。でも、そのおかげで、素早く状況に反応したり、とっさに逃げることもできます。副交感神経系はあなたを落ち着かせ、心拍数を平常にし、呼吸を整えます。交感神経系は「闘争か逃走か」に備えて血液を筋肉に送ります。一方、副交感神経系は食べ物の消化と栄養の吸収のために、血液を腸に送ります。私たちにはどちらも必要です。交感神経系がなければ、冬に凍結した道路を歩いていて滑ったあと、家に入る最後の一歩まで緊張を維持できないでしょう。副交感神経系がなければ、お腹が不調になり、眠れなくなり、不安は消えず、気が休まる時がないでしょう。

もちろん、これらの身体反応を引き起こしているのは脳です。身体を活性化させるのが望ましいと判断すると、脳の原始的な領域は、自律神経系を介して、副腎にストレスホルモンのアドレナリンを分泌させます（図18参照）。アドレナリンが分泌される状況は様々で、長年憧れていた人からキスしてもらった瞬間かもしれませんし、不安や怒りを感じている最中《さいちゅう》かもしれません。

多くの場合、どの感情が生じるかを決定するのは大脳皮質です。では、身体が活性化されている状態では、感情はどのように決まるのでしょうか？　2人のアメリカ人研究者が、アドレナリンを学生に投与して、この答えを探ろうとしました。アドレナリン注射後の身体の状態について理論的な説明を受けていた学生たちは、通常のアドレナリン反応を感じました。心拍数が上がり、呼吸が速くなり、全身が緊張しました。それでも、気分の変化はなかったそうです。一方、アドレナリンの影響について説明を受けていなかった学生たちは、自分たちが緊張している理由を探さねばなりませんでした。ある俳優を学生たちの中に交ぜ、幸福感を味わっている演技をしてもらうと、学生たちは自身の身体反応を喜びと結びつけました。怒った人を演じている俳優と一緒の学生たちは、自分の心拍数の増加と手のひらの汗を、苛立《いらだ》ちの結果と解釈する傾向にありました。つまり、学生たちは、その症状を起こすのにふさわしい理由を探していたので、被験者のふりをした俳優の演技に影響を受けたのです。アドレナリンをはじめとする神経伝達物質は、様々な感情反応に関与すると考えられていますが、どの感情が生じるかを決めるのは脳なのです。言い換えれば、アドレナリンのせいで自動的に怒ったり喜んだりするわけではないのです。あなたが感じることを状況によって決めているのは、あくまでも大脳皮質なのです。

あなたが恋に落ちた時、脳からの信号が身体に送られ、心臓の鼓動は速くなります。愛しい人があなたの太腿の上に手を置こうものなら、あなたの全感覚はその一点に集中します。それでも恋に落ちたのはあなたの太腿でも心臓でもなく――脳なのです。脳のどの部位がどんな感情をつかさどっているのかは、まだ解明されていません。それでも、いくつかのパターンはあります。脳の最深部の脳梁の周囲にある部分は、前述のように大脳辺縁系と呼ばれ、あらゆる感情に関与すると考えられています（図17参照）。

海馬は大脳辺縁系の一部で、ワーキングメモリを長期記憶に変換します。前述のように、人は感情と深く結びつく体験をした時、そのことをよく覚えています。

空腹感が食べ物を探す動機になるように、感情が安全やパートナーを探す動機になります。後者もまた進化に不可欠な、生存と生殖にかかわっています。

人間の心理はすべて物質に基づいています。様々な脳内の化学物質によって感情はコントロールされています。親切な行いをした時に分泌される神経伝達物質の代表格はドーパミン、セロトニン、オキシトシンです。これらの神経伝達物質は、私たちを幸せな気分にしてくれるので、その快感をもう一度味わいたくて、私たちは同じ行為を繰り返します。これに対し、常に細胞どうしのコミュニケーションを活発にする化学物質も存在します。神経細胞単体から単体へのコミュニケーションを促進する物質もあれば、自分の周辺にある多数の神経細胞に働きかける物質もあります。多様な神経伝達物質が協力することで、脳はあなたの気分や感情を、状況に適したものに調整します。脳はあなたの感情の種類を決めるほかに、どの程度それを感じるかも決めます。不機嫌から激怒まで、あるいは、ちょっとした緊張から死ぬほどの恐怖心まで、脳がコントロールしているのです。感情は、人間が社会で生きていく上で不可欠です。けれども、あまりにも感情が多すぎたり、不適切な状況や好ましくない刺激から感情を得てい

図17

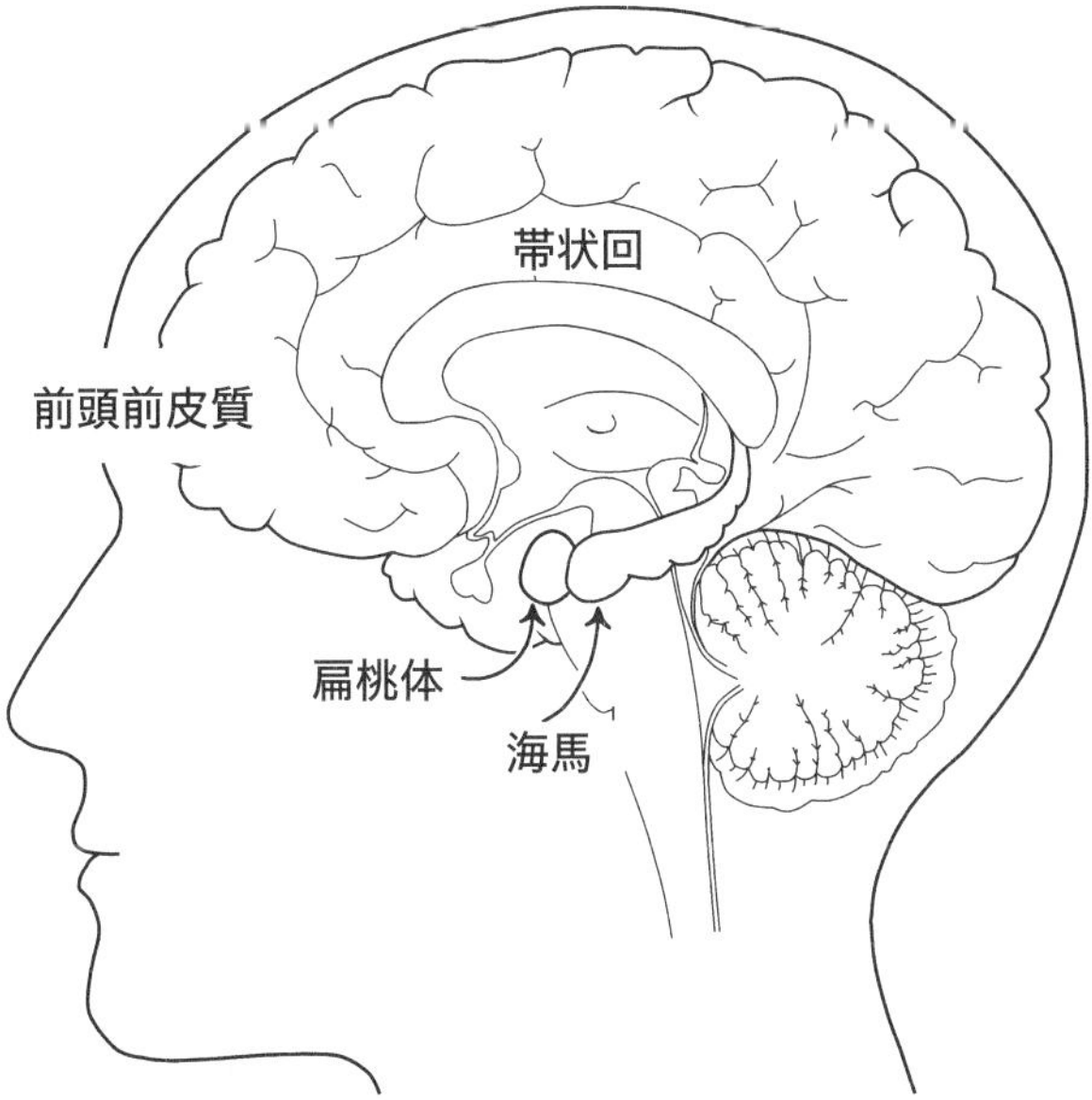

左脳の側頭葉の海馬と扁桃体を含む、右脳の正中断面。感情の中枢は、帯状回と海馬と扁桃体で、いずれも大脳辺縁系の一部である。これらに対し、前頭前皮質は感情を抑制する。

ると、やがてその人は病気になります。悲しみが多すぎるとうつ病になり、不安が多すぎると不安障がいになります。

笑う門《かど》には福来たる

笑うとハッピーになれます。顔の筋肉から脳へ、私たちの気分に影響を与える信号が送られるからです。アニメ映画を観ている時に笑うように頼まれた人は、顔をしかめるように頼まれた人よりも、その映画を楽しいと感じます。怒った顔をすると、怒りと不安の中枢、つまり扁桃体が活性化されます。

美容整形のためにボトックス注射を受ける人がいますね。ボトックスは神経細胞を麻痺させるので、神経細胞からの発信がなくなり、それに対応する顔の筋肉が動かなくなります。顔にしわができる原因の一つは、小さな表情筋が収縮することで、その上の皮膚がしわになるのです。だから、その筋肉を動かす神経細胞をボトックスで麻痺させることで、しわの発生が防げるわけです。

脳科学の実験では、ボトックスを額に注入すると扁桃体の活動が低下することがわかっています。これもまた、脳が顔の表情筋から信号を受け取り、それが感情に影響するとの仮説を裏づけます。

もっとも多く研究されているケースは、眉間にある小さな筋肉「怒り筋肉」にボトックスを注入するものです。ある研究グループは、過去6カ月間、深いうつ状態にあった人たちにボトックスを注入して「怒りじわ」を抑えたところ、その90パーセントが2カ月間、抑うつ状態から解放されたと報告しました。怒りじわがなくなり、顔がリラックスすると、悲しむのが難しくなるのでしょうか？ ボトックス注射は、うつ病に対する確立した治療でも推奨できる治療でもありませんが、この研究もやはり、表情と気分に関する興味深い仮説を裏づけています。

ネガティブな気分は健康に悪く、ポジティブな気分は健康によい

ポジティブな気分は健康によい、ということが前述の内容から読みとれるとしても、ずっと微笑みつづけるのは簡単ではないですよね。私たちの気分は、顔の表情だけではなく、もっと複雑なメカニズムに左右されます。にもかかわらず、ネガティブな気分は頭の中にだけ存在するという主張は正しいのです。

悲しみや抑うつといったネガティブな気分は、誰でも感じたことがあるでしょう。あなたを悲しませるものはいくらでもあります。悲しい映画、裏切り、失望、そして離別など。状況が変わったり、時間が経ったりすると、多くの場合、悲しみは薄れます。しかし、うつ病の場合はそうはいきません。うつ病は、私たちの行動や考え、世界観に影響を与える病気で、その悲

しみは私たちの自然な感情の範囲を超えています。うつ病とは、抑うつ状態が深く長く続くことで、発症原因が一つだけというのは稀です。うつ病は、その人のエネルギーや意欲を奪うだけでなく、喜びや高揚感、充足感、生きる意味を感じる能力まで奪ってしまうのです。

うつ病になると、普通の人なら喜べることが喜べなくなります。しかし、問題はそれだけではありません。うつ病になった人は、そうでない人よりも短命です。その理由はいくつか考えられます。周囲から孤立し、そのため他人から援助を受けるのが難しくなるからでしょうか？　自分の健康に関心がなくなるからでしょうか？　それとも、慢性的なストレスが心身を蝕《むしば》むからでしょうか？　それでも、よいニュースもあります。抗うつ薬は、新しい神経細胞の形成に役立つのです。

うつ病を精神の病気と呼ぶのは時代遅れです。気分が変わるということは、その人の脳内で化学変化が起こっているということです。気分の変化は、脳内の活動領域の変化、その活動で使用される神経細間の胞結合の変化、神経細胞間で分泌される神経伝達物質の変化を意味します。どれも物質的な変化です。

うつ病の研究上、もっとも注目されている神経伝達物質はセロトニンです。セロトニンは、精神の安定と楽観に深くかかわっています。普通の状態であれば、セロトニンは神経細胞間のシナプス間隙で分泌され、その一部が別の神経細胞の受容体に到達します（図10参照）。いくつかの研究では、深いうつ状態にある人の脳内では、セロトニン信号をキャッチする受容体の数が減少していると報告されています。これらの画期的な研究は、うつ病を引き起こす脳内の物質的変化についてヒントを与えてくれました。通常、神経細胞間の隙間にある余剰のセロトニンは、それを最初に分泌した神経細胞にふたたび取りこまれます。しかし、ある種の抗うつ薬を服用すると、セロトニンはそれを分泌した細胞に吸収されず、神経細胞間の隙間に残留し、その多くがほかの神経細胞の受容体に働きかけます。これにより、受容体の数が少ない人でも、セロトニン信号の効果を通常に戻すことができるわけです。うつ病を発症した多くの人にとって、この薬の開発は朗報でした。ですからこの薬には「ハッピー・ピル」というニックネームがついているのです。けれども、この薬は誰にでも効くというわけではありません。これを飲めば誰でもハッピーになれるわけではないのです。

うつ病というのは症状が一つだけではなく、類似の症状の複合体です。うつ病の背後にある化学反応については十分に解明されていないので、病気が引き起こす症状が何種類あるのか、どんな治療が効果的なのかはまだ不明のままです。将来、私たちは、高度な技術を用いて脳の写真を撮ることができるかもしれません。その写真は、たとえば、様々な領域におけるセロトニン受容体の量を示し、脳内のセロトニン信号に作用する薬が本人にとって効果的か否かを示してくれるかもしれません。

脳内のセロトニン信号が普通に見えるうつ病患者の脳内で、決定的な役割を担っているのは神経伝達物質のドーパミンかもしれません。もしあなたの脳が普通にドーパミンを受け取れなくなったら、客観的に見て楽しいと言える体験をしても、喜びをあまり感じられず、悲しいとさえ思うかもしれません。

最近では、パーキンソン病の患者がうつ病に苦しんでいることに注目が集まっています。多くの場合、パーキンソン病の診断が下る前にそうなってしまうのです。パーキンソン病は、脳幹から大脳基底核にドーパミン信号を送る神経細胞が減少する病気です。医者たちはこの病気に関して、安静にしていても腕が震えるとか、体を動かすのが困難といった、身体にあらわれる症状にばかり注目していました。抑うつ状態や嗅覚の減退といった症状が先に来ることが、何年も前からわかっていたのに、身体の動きなど目に見える症状に対して診断を下すほうが大事だと考えられていたのです。ドーパミンは、意欲や報酬にとって重要な脳内の神経伝達物質です。パーキンソン病患者の脳内でこの神経伝達物質が減少すると、体の動きがこわばるだけでなく、慢性的なだるさや抑うつを感じるようになります。ところが、パーキンソン病患者全員がうつ病になるわけではなく、その割合は45パーセントです。うつ病を発症していないパーキンソン病患者と、うつ病を発症したパーキンソン病患者を比較すると、後者のほうが大脳辺縁系にあるドーパミン受容体の数が少ないのです。ドーパミンの受容を促進する薬は運動障害がいだけでなく、うつ病にも効果があります。マウスを用いた実験では、中脳でドーパミン信号を抑制すると、抑うつ症状を引き起こし、ドーパミン信号を増やすと、抑うつ症状が軽減することがわかっています。パーキンソン病患者の脳内の物質的変化、つまりドーパミンをつくる神経細胞の減少が、身体の動きを困難にするだけでなく、うつ病も引き起こすのです。

しかし、うつ病は脳内の物質的変化なのだから、それを治すことはできない、ということはありません。薬物療法のほかに、会話療法や、不安思考に対する治療もまた、脳内の物質的変化をもたらします。そうなれば、長期的には非常に危険な、うつ病がもたらす慢性的ストレスを軽減できるでしょう。

脳と嫉妬

あなたが嫉妬している時、左右の脳半球の中間にある大脳皮質の一部が点滅しています。嫉妬はおなじみの感情で、私たちが大切にしているものを失うかもしれないという不安に根差しています。被験者たちに彼らより重要な人物の記事を読ませたところ、被験者たちは嫉妬を感じ、同時にこの大脳皮質の一部が活性化しました。一方、被験者が妬《ねた》ましく思っていた人物が事故に遭った記事を読んでもらったところ、シャーデンフロイデ（他人の不幸を喜ぶ気持ち）が生じ、大脳基底核の一部を活性化することがわかりました。

セックスと脳

完璧なセックス体験を得るためには脳のほぼ全部位が協力しますが、少し時間差があります。後頭葉が反応するのは、あなたが大きく開いた胸元を見たり、ぴちぴちのTシャツを着た、たくましい上半身を見た時です。そこにあなたが片手を置けば、あなたが感じていることを伝える信号が、その手とは反対側の脳半球の頭頂葉に向かって走ります。一方、魅力を認識する部位は前頭葉にあり、同時に大脳辺縁系も活発になります。前頭葉の働きで、あなたの注意力はあなたが魅力的だと思っているものに集中し、そうでないものには低下します。大脳皮質の様々な領域の活性化に加え、ホルモンの変化も非常に重要ですが、これもまた脳がコントロールしています。完璧なセックス体験を得るためには、このように脳の様々な領域間の協調が重要なのですが、実際には両半球間の溝にある大脳皮質を刺激するだけで、サルを勃起させることができます。

一方、オルガスムは脳のほぼ全体の活性化によってつくりだされますが、前頭葉と扁桃体は例外です。前頭葉の不活性化は理解できます、結果を考えずに行為に及んでしまうためです。しかし、通常は原始的な感情に関与する扁桃体が、この時不活発になる理由は、完全には解明されていません。扁桃体の不活性化は、脳に損傷を受けた人が性欲過剰や無差別な性的行動に走る理由として挙げられています。

脳に損傷を受けると、性欲の増進だけでなく、普通では考えられないものを性欲の対象にします。側頭葉の内側には海馬（記憶にとって重要）と扁桃体（原始的な感情にとって重要）があり、ここが損傷するとクリューヴァー・ビューシー症候群を発症します。多くの病名がそうであるように、この症候群の名前もその最初の報告者、クリューヴァーとビューシーにちなんでいます。この病気の人には重篤な記憶障がいがあり、新しい記憶を保存することができません。多くの問題点のほかに、彼らには怖くなったり怒ったりする能力が消失しますが、性欲はそのままなのです。「ブレイム」というアメリカのラジオ番組がケヴィンという名の男性を取り上げたことがあります。ケヴィンは10代でてんかんを発症しましたが、脳外科手術でてんかんの発症部位を除去したため、その後は発作にみまわれることはなくなりました。彼は町の人たちから好かれ、就職し結婚もしましたが、徐々にてんかん発作がぶり返すようになったのです。ケヴィンは再度、手術を受ける決心をしました。

てんかん発作の再発はなくなりましたが、同時に彼の「限界」も消えてしまったのです。9時間ぶっ続けでピアノで同じ曲を弾きつづけたことがありました。異常なほど食欲が増進しましたが、性欲もそうでした。普通のポルノ映画を大量にダウンロードしただけでなく、幼い子どもを使ったポルノ映画までダウンロードしたのです。児童ポルノの所持をめぐる裁判で弁護人は、これは彼のせいではなく、脳のせいなのだと弁護しました。被告はクリューヴァー・ビューシー症候群を患っているのだと。裁判官は、この主張を考慮しました。

私たちの脳には性欲を刺激する信号だけでなく、それを抑える信号も存在します。ムキムキの上半身や大きなバストが目に入っても、あなたが冷静さを保つようにしてくれるのは、側頭葉だけではありません。左右の脳半球の中間にある大脳皮質（帯状回）と、前頭葉の前方に位置する前頭前皮質（図17参照）もそうです。家庭菜園にしか興味がなかった愛すべき老婦人が、男性介護士のお尻を触るようになるのは、性欲を抑制する部位が損傷してしまったからでしょう。前頭側頭型認知症患者によくある事例です。

バリバリ仕事をこなす人の脳

最近、私が覚えた外国語は「procrastination」（先延ばし）です。クールな名前で呼ぶと、悪い習慣でもちょっとはマシに聞こえますね。先延ばしとは、自分でやろうと決めたことをズルズルと延期することです。その結果、自分が後ろめたさやストレスを抱えることも、時間不足で仕事の質が落ちることもわかっているのに。先延ばしは、あなたが課題の重要度評価を誤った結果の副作用です。あなたにないのは課題をこなす能力ではなく、それをやる意欲です。もちろん、あなたはその課題を片づけるつもりでいますが、それは今日ではありません。そんな時のあなたは、長期的満足よりも短期的満足を選んでいるのです。

先延ばしする傾向についてはパターンがあります。理論的課題の遂行には肉体的課題の実行よりも自制心が要りますし、繰り返しの多い課題は、変化に富んだ課題よりも我慢強さが必要です。だから、確定申告の時期になると、庭仕事がしたくなるのです。とくに申告の締切まで時間がある場合に、これが当てはまります。締切が先であればあるほど、そのプロジェクトに取り掛かる誘因が減るからです。また、その課題が困難に見えれば見えるほど、先延ばしする人が増えます。よく先延ばしするのはどんな課題か、自分でもよくご存じでしょう。

大きすぎる課題を先延ばしする前に、それを小さな目標に分解しましょう。肉体的課題のほうが理論的課題よりも達成感が高いのなら、理論的課題の休憩時間に自分へのご褒美として肉体的課題を取り入れましょう。自分でも気づかないうちに両方の課題が終わっていますよ。一番大切なことは、自分をドリーマーにすることです。遠い将来にやってくる報酬は、今すぐもらえる報酬よりも価値が低いと思っているので、そのような課題を先延ばしの対象にするのです。だからこそ、「締切までに確定申告書を提出したので、余計な税金を払わずにすんだ」とか、「素晴らしいスピーチを披露したので、賞賛の拍手が送られた」という場面を想像してください。そうすれば、以前は先延ばししていた課題に、喜んで取り組めるようになります。遠慮なく、どんどん素晴らしい夢を想像してくださいね。

先延ばしした時、きっと自分の脳を責めたくなりますよね。では、先延ばしをうまく回避した時には、脳を褒めてあげてください。あなたが目覚まし時計のスヌーズボタンを押すのも、新年の抱負を守るのも、脳の神経細胞間を走る信号が決定しているのです。生まれつき怠惰な人はいません。神経細胞ネットワークは弱体化することもあれば、新たに増えることもあります。この過程を学習と呼び、私たちの行動を変えます。脳を物質的に変えようと意識してみてください。実際、それは可能なのですから。

では、バリバリ仕事をこなす人の脳には、何が備わっているのでしょう？　ハードワーカーは、のんびり屋さんよりも、大脳基底核と前頭前皮質内で分泌される快楽物質ドーパミンの量が多いのです。大脳基底核と前頭前皮質はどちらも、意欲にとって重要な領域です。健康なラットは、努力せずにもらえる不味《まず》いエサには見向きもせず、苦労してでも美味《おい》しいエサを取りにいきます。ところが、脳内のドーパミン信号がブロックされると、今度は努力しなくても与えられるエサを選びます。

ドーパミンは、やる気、記憶、注意力、睡眠、気分、学習、そして報酬について非常に重要な神経伝達物質です。ドーパミンは、私たちが報酬を得るまで働きます。つまり、ドーパミンの本当の仕事は、私たちをやる気にし、よいことを達成させ、悪いことを回避させることです。これにはドーパミンの量が増えるだけでは不十分で、脳内の適切な場所で増えることが必要です。大脳基底核の側坐核（図20参照）と呼ばれる部分にドーパミンが増えると、これから何が報酬をもたらすのか予測できるようになります。脳は、これから重要なことが起きると感知し、あなたの意欲を喚起します。

それに対して、怠け癖のある人たちのドーパミンレベルは、前頭葉と大脳基底核では低く、側頭葉の内側にある島皮質（図5参照）では高くなっています。家で仕事をしていると、ついついネットサーフィンをしてしまうという人は、意欲にとって重要な部位でドーパミンを増やすことを目標にしてください。訓練すれば、中間目標を達成したご褒美として、脳は大量のドーパミンを分泌することができます。ドーパミン反応と、あなたが褒美を出したい課題を結びつけるのです。あなたが望んだ状態に達した時、自分自身を褒めてあげてください。あなたが中間目標を達成したり、困難な課題を克服するたびに、脳の報酬系が稼働をはじめ、その結果、大量のドーパミンが脳内に流れ出すのです。

でも、努力しないと、ここにはたどり着けません。日々の努力を怠っているのに、負けん気だけが強いというのは、みっともない話です。冬季オリンピックに出場するような優れたクロスカントリー選手は、どんな天候でも屋外に出て、長い坂を上る訓練を怠りません。たとえ次のオリンピックが4年後であっても。やる気がない時の対処法の一つに、昔からの方法があります。つまらないことでも、やりたくないことでも、ただひたすら我慢してやり抜くこと。いつの日か、その成果が必ず花開くと信じながら。

怒れる勝者

怒りは雰囲気を悪くするので、それを避けるための方法は多数言及されています。人類は、望ましい資質を持つ者が生き延び、遺伝子を次の世代に伝えるように進化してきました。怒りは対立を生み、雰囲気を悪くするというのに、なぜ私たちの脳はまだ、その持ち主が怒ることを許しているのでしょう？

私たちは悪い行いには社会的制裁が必要だと考えるから、怒りがあるのです。不愉快な行為をする人たちは、周囲の反感を買います。あなたが、順番待ちの列に割りこんでくる人や、仕事をサボる同僚に対してものを言う時、脳梁の周囲にある帯状回と、左脳の前頭葉にある神経細胞が少し余計に働きます（図17参照）。悲しみや恐怖は、不快なものから私たちを遠ざけますが、怒りはそれに立ち向かわせます。

強い男性と美しい女性のほうが、そうでない男女より、怒る回数が多いのです。独自の長所で問題を解決するすべを熟知しているからでしょう。交渉の現場では、怒りや苛立ちを表現すると、交渉が有利に運ぶことがあります。オランダのある研究によると、交渉相手が怒っている場合と、満足そうにしている場合を比べると、人は前者の場合、多くの点で譲歩しようとするそうです。つまり、怒っている人は、自分の要求ラインを明確に示し、交渉相手がそこに近づくよう心理操作しているのです。怒りを向けられた人は大きな不快感を覚えるので、怒っている人が満足するまで努力することになります。とはいえ、いくら激怒しても、理不尽な要求は通りませんよ。

ストレスは脳を壊す

もしも死ぬほどの恐怖を感じたとしたら、白血球を増やすことや朝食を消化することは、もうどうでもよくなるでしょう。そのような身体機能は一時停止し、必要なエネルギーを脳と筋肉に集中させるでしょう。

危険が迫っていることを察知した瞬間、脳は脊髄の神経信号を副腎に送り、アドレナリンを分泌するように伝えます。このホルモンが体内に分泌されると、心拍数と血圧が上昇します。さらに、呼吸が速くなって血中の酸素量を増やし、高エネルギーの血液を筋肉と脳に送ります。また、行動に備えて肝臓が血糖値を上昇させます。ストレス反応がなければ、人類は生き残れなかったでしょう。

噂話が大好きな（！）視床の下に視床下部があります。視床下部自体は、脳下垂体を制御します。脳下垂体は、脳の下にぶら下がっている2つの小さな精巣のように見えます。視床下部からの命令により、脳下垂体は副腎を刺激し、別のストレスホルモンであるコルチゾールを分

図18

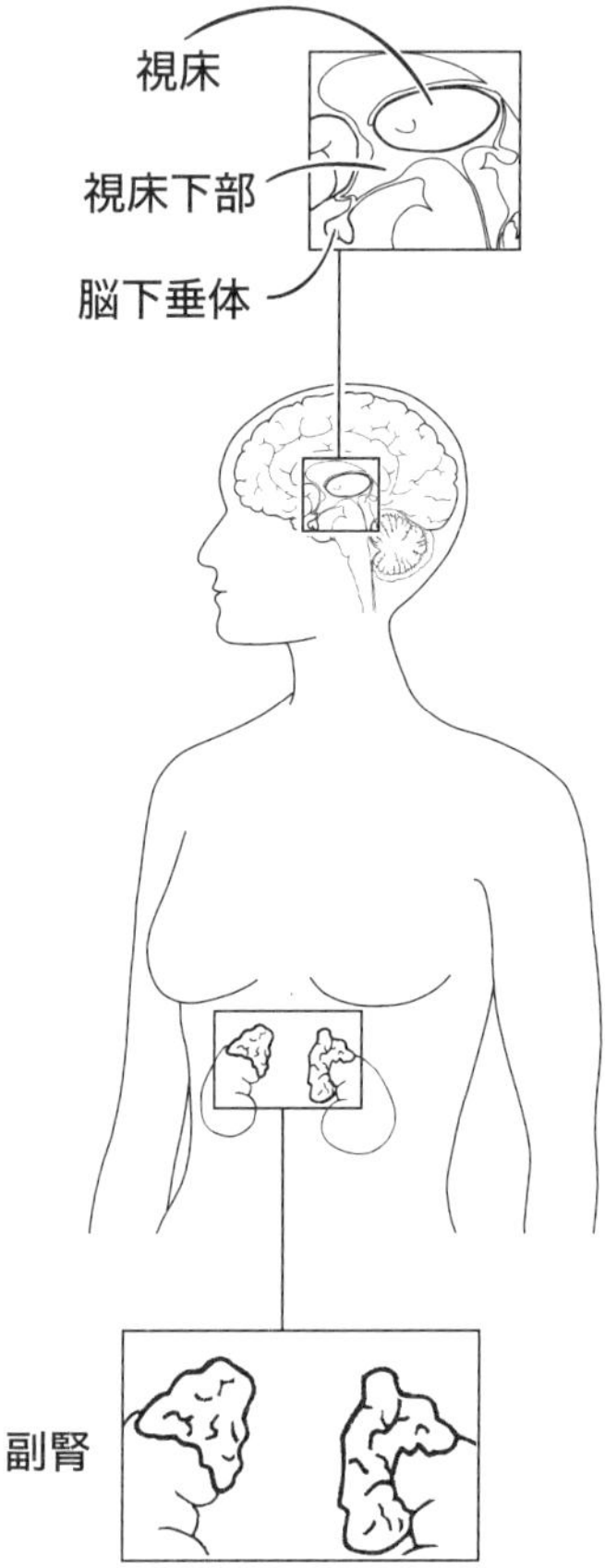

右半球をあらわす脳の正中断面。体内のホルモン系において重要な構造を拡大してある。脳のストレスホルモンが副腎を刺激すると、副腎はストレスホルモンを分泌し血中に放出する。

泌させます。コルチゾールはストレス反応に重要なもので、血糖値と血圧を維持し、人が危険から逃れるのを助けます。

ストレスには多くの種類があります――順番待ちの列が長いといった日常的なものから、家族が増えるというような人生の大イベント、さらには自然災害まで。でも、化学の試験前のストレスは有効です。あなたの集中力はアップするので、こまごまとした誘惑は脇へおき、もう少し勉強を続けようという気になるでしょう。概して短期的なストレス反応はよい影響を与えます。

でも、数週間から数年におよぶストレス反応は有害です。高血圧に加え血中コレステロール値や血糖値が上昇すると、心臓発作や脳卒中のリスクが高まります。ある研究によると、医学部生の試験前の血中コレステロール値は試験後よりも20パーセントも高かったそうです。会計に携わる人たちは、決算報告提出直前のストレスフルな数日間、血中コレステロール値が上昇し、血栓ができるリスクが高まるそうです。

ストレスの影響を受けるのは、血中コレステロール値、血圧、血糖値だけではありません。記憶にとって重要な海馬の神経細胞が、コルチゾールによって破壊されます。このようにコルチゾールは脳の老化を早めるのです。ストレスホルモンのコルチゾールは血液とともに脳に送り返され、そこで神経細胞の受容体に作用します。すると大量のカルシウムが神経細胞内で分泌され、神経細胞は容易に信号を送れるようになりますが、活発になりすぎて死んでしまうのです。

ストレスを完全に避けるのは不可能で、望まない状況や予測不能な事態に放りこまれるリスクは常に存在します。ストレスへの対応やそれに耐えられる期間は人によって異なりますが、人生をポジティブに捉える人は、しかめ面をした人よりも幸福で長生きするようです。怒りとその対処法がストレスに直結しています。ストレスは意外と危険で、あの手この手を使って、あなたの命を奪おうとしています。あなたの血圧を上げ、血糖値と血中コレステロール値を上昇させるだけでなく、免疫力も阻害するのです。新しい状況や望まぬ状況に直面しても、ストレスを引きずらないでください。リラックスして、その状況のポジティブな面を見つけてください。そういう人のほうが、悲観的な人よりも長生きするのです。ポジティブになりましょう。ストレスを脇において、人生を楽しみましょう。

不安障がいへの不安

ある早朝、私が研究室でラットの脳の実験をしていた時、男性の同僚が入ってきて大声で「おはよう！」と言いました。私は、あと数時間は誰もここに来ないだろうと思っていたし、実験にものすごく没頭していたので、彼がこちらに近づく足音に気づきませんでした。だから、びっくりしてメスシリンダーを落として、床をガラスの破片だらけにしてしまったのです。

「こんな反応するなら、もう二度と君にはあいさつしないよ」と彼はあきれて言いました。

こんな時には、過剰反応する私の扁桃体が恨めしくなります。私がホットコーヒーを持って廊下を歩いている時に、不意に誰かが曲がり角から出てくると、私はいつもコーヒーをこぼしてしまうのですが、これも扁桃体の仕業です。私のノートの文字がときどき一直線になってページからはみ出ているのは、誰かがとんでもないタイミングで私の名前を呼んだからです。身体がびくっとするのはまったく衝動的な反応です。扁桃体は脳のかなり古い部位の一つなのに、突然聞こえた音が「おはよう」だと判断する余裕を私に与えてくれないのです。リサーチ・プロジェクトで一番顔を合わせる同僚のセシリーは、私に近づく時にはいつも小さな雑音を立ててくれます。おかげで、それまでの研究成果が台無しにならずにすみます。

びくっとするこしくらい、不安障がいによる発作に比べたら何でもありません。パニック発作を体験した人たちは、「人間が体験しうる最悪のもの」とまで言います。これは、脳が警報ボタンを押したことによる、全身の反応です。胸が締めつけられ、口から心臓が飛び出そうになります。失神するほどのめまいに襲われることもあります。パニック発作はまったく予期せず起こるので、数百万もの人がパニック発作を引き起こすかもしれない場所や状況を避けるために、家に引きこもっています。スーパーマーケットでパニック発作に遭った人は、どんなスーパーマーケットにも行かなくなり、人混み自体を避けることもあるでしょう。扁桃体は海馬のすぐそばにあり（図17参照）、この2つは協力関係にあります。海馬のおかげで、あなたは、この間スーパーマーケットで過呼吸を起こし、レジ前の列で失神しそうになったことを覚えています。このことを考えるだけで、扁桃体を活性化させるには十分なのです。こうして、またパニック発作が起こるのではないかと不安になります。

不安障がいは、自然な不安感が暴走したものです。不安を感じること自体は私たちが生きていくために不可欠で、炎から距離を置くのも、都会の猥雑《わいざつ》な裏通りを暗くなってから歩くのはやめようと思うのも、不安を感じるからなのです。リーセフィヨルドのプレーケストーレン〈訳注：大きな一枚岩の崖〉の崖っぷちを歩いている観光客の手に冷や汗が流れるのは、この扁桃体の働きです。もしも人間が扁桃体を持っていなかったら、プレーケストーレンの崖の縁にはフェンスが張り巡らされ、いくつもの警告標識が立てられることでしょう。扁桃体は私たちを護ってくれるのです。

抗うつ薬と違い、抗不安薬の多くは依存症をもたらし、感受性も鈍くするようです。でも、不安障がいに悩む人を救うのは薬だけではありません。あなたが何かを学べば、脳は変化するのです。不安障がいの症状についてあなたが理解すれば、それらを恐れる気持ちは減ります。それには各種セラピーが役立ちます。不安障がいに対する不安を取り除き、その発作を抑えられるようになります。

少々疑い深いくらい慎重な脳を持っているほうが、不要な危険を冒さずにすみますが、時折、脳は過剰に身構えてしまうのです。実際にはなんの危険もないのに、脳が自分に人生の「闘争か逃走か」の準備を一日に何度もさせている、という人たちもいます。脳が日々の出来事の評価を誤り、ちょっとした心配が恐怖に拡大されると、血液はまず大きな筋肉に流れこみ、手足や消化系などへ流れる優先順位が下がります。手足の血液が不足すると、冷たく青白くなり、感覚が鈍ります。口は渇きます。心臓の鼓動が速まるだけでなく、過呼吸も起こります。あまりにも呼吸が速すぎると、二酸化炭素を過剰に吐き出してしまい、脳内の血管が収縮し、本人にはめまいや意識障がいが起きます。この症状について知識を深めること、とりわけ、自分がそうなる理由を知っていれば、スーパーマーケットで再度、心臓がバクバクして気絶しそうになったとしても、自分を救うことができるでしょう。こんな時、あなたの前頭葉は、原始的な大脳辺縁系と理性的に話ができるということを思い出してください。ちょっとしたトレーニングで、多くの人が不安障がいをコントロールできるようになり、パニック発作が深刻になる前に抑えることができます。

そんなことでは自分は健康になれないと考えるのなら、健康になるトレーニングをしてください。肉体的なトレーニングは、新たな神経細胞の形成につながります。しかも、脳内でストレス減少物質が分泌されるようにもなるのです。とりわけ、これは持久力トレーニングに当てはまると考えられています。定期的な運動は、不安障がいやうつ病を防ぐのに役立ちます。しかも、すでに発症した不安障がいやうつ病でさえも、運動をすることで克服できるのです。

脳で人を愛する

恋に落ちると、心臓の鼓動が速まり、緊張のあまり声が震えます。デートの前には何回もトイレに行きたくなるかもしれません。こんなふうに私たちは感情と身体反応を結びつけます。ドキドキすることを「お腹の中に蝶がいる」と表現しますし、誰かを「心の底から」愛すると言ったりしますね。

もちろん、脳がなければ愛することはできません。でも、脳内の何が私たちに恋愛させるのかは、まだ解明されていません。わかっているのは、愛情は複雑だということです。恐怖や怒りは、もっぱら側頭葉の扁桃体に支配されていますが、愛情はそうではありません。人が愛情を抱く時に脳のどの部位が活発になるのかを画像解析すると、脳全体が明るく輝いています。大脳皮質の様々な部位、とくに脳の深部にあり、かなり原始的な組織である島皮質（図5参照）、それから大脳基底核（図8および9参照）と大脳辺縁系（図17参照）が同時に活発になります。脳のこれらの領域に共通しているのは、それらが快楽物質といわれるドーパミンに富んでいるということです。

これほどまでに愛情が脳の大部分の働きを要求するのは、それが人類の遺伝子と生殖に大きく関係しているからです。理想のパートナーを見つけ求愛したあとも、そのパートナーと長い人生をともにしなければならないからです。とはいえ、すべての哺乳類が生涯同じパートナーと添い遂げるわけではなく、その確率はたった5パーセントにすぎません。コヨーテもその一例です。愛情ホルモンであるオキシトシンを神経細胞から分泌させるメカニズムが精巧なコヨーテは、概してそのパートナーに忠誠を尽くします。ところがこのメカニズムがうまく働かないコヨーテは、パートナーを取り替えることが多いのです。人間もコヨーテも、子どもの出産、育児そして食べ物を与える時にオキシトシンが分泌されます。脳内で分泌されるオキシトシンは、私たちがお互いに親密になることを促します。先ほどのコヨーテの例と似た事象として、生まれつきオキシトシン・レベルが低い人間の男性は、結婚する率が若干低くなります。とはいえ、オキシトシン入りの鼻薬を嗅がせたとしても、不実なパートナーを誠実な恋人に変えることはできません。同様に、それまでお互いに興味がなかった人たちが恋に落ちるのは、キューピッドの矢が刺さったからではないのです。脳も愛もかなり複雑なパズルのようなもので、オキシトシンはその一片にすぎません。快楽物質ドーパミンもまたパズルの一片で、私たちはそれを繰り返し浴びたいと願っています。

しかし、愛情はたんにロマンチックな恋愛感情だけではありません。親の愛情は、昼も夜も忍耐強く子どもの面倒を見ることを可能にします。なぜなら、自分たちの遺伝子が広まるチャンスが高まるからです。親としての愛情は、たった一つの独自の領域、脳幹内の髄液排出システムの周囲にある灰白質を活性化します。

私がこの本の執筆にラストスパートをかけている時、私たちの小さな娘は、2カ月以上も早くこの世に出てくることを選びました。彼女は保育器に入れられ、病院が提供できる最高のサポートを受けました。体温は定期的に測られ、専門家が管理した栄養がチューブで供給され、鼻を通じて酸素も送られました。私は病院の図書室に座って原稿を書いている時、ハッと気づきました。それでも、病院はあの子にとって必要なものを完全に与えてはいないと。この章を書くために読んだ資料には、愛情が欠けると子どもの脳が発達障がいを起こす、とありました。栄養や暖かさや空気だけでは不十分なのです。あの子がチューブで飲めるようにと、私は3時間おきに母乳を搾り、おまけに脳の形成に必要とされるオメガ3も摂っていましたが、それでは不十分だったのです。赤ん坊は間接的な愛情を感じることはできません。直接的な、肌の触れ合いが必要なのです。

人間の脳は、たとえ臨月に生まれたとしても、生まれた時には完成していません。脳は、他人との交流で成長するので、交流が不足すると、成長に問題が生じます。前世紀の半ば、病院や孤児院で育った子どもたちは概して受け身で、成長が遅いか、体重の増加が止まってしまう、といういくつかの研究が報告されました。中には亡くなってしまう子どももいました。このような子どもたちは全員、食べ物や衣服、暖かな部屋は与えられていました。でも、愛情が与えられていなかったのです。子どもたちには活気がなく、無表情にベッドに腰かけているだけで、歩くことも話すこともしないのです。この様子を、アメリカで活躍した精神分析学者ルネ・スピッツは撮影しました。そして、子どもの望ましい発達には愛情と思いやりが欠かせないと結論づけました。その後、感情的に無視された子どもたちの脳は成長が阻害され、愛情深い両親に育てられた子どもの脳と比べて小さいことが判明しました。歩きはじめた時に向けられる笑顔や、転んだ時に受ける慰めから、子どもたちは何かを学んでいるのです。学習の結果、人間の脳には何十万もの新しいシナプス結合が生まれます。つまり白質も灰白質もかなり増えるため、先述のように、脳の大きさまで変わるのです。2歳までの子どもの脳では、神経細胞の新たな結合が盛んに行われますが、同時に使われない結合は消滅していきます。

その後、子どもたちが感情的に完全に無視されていなくても、脳の発達に違いがあることを示す研究が発表されました。いくら施設の職員たちが思いやりをもって子どもに接しても、数十人の職員がシフト制で勤務している状況では、やはり大きな違いが出てしまうのです。子どもには、いつも同じ人物が自分のそばにいて配慮してくれることが望ましいのです。ある研究で、養子に出す子どもと孤児院にとどまる子どもをくじ引きで決めました。その後、子どもたちにIQテストをすると、養子に出された子どもたちの知能のほうが高いことが判明しました。

自分が何者で、どんな生活を送るのか、ということは脳が決定します。つまり、十分に発達できなかった脳は、人生のあらゆる面に影響します。愛情をもって育てられた子どもたちは、脳が順調に発達します。その結果、十分に愛情を受けられなかった子どもたちと比べて、知能だけでなく、社交性も共感力も高くなるのです。

第6章

知能

頭はそこそこよいぐらいがいい
よすぎるのでなく
ほどほどにものを知るぐらいが
もっとも美しき人生を生きられる

これは13世紀に著された『オーディンの箴言《しんげん》』（ハヴァマール）におさめられた詩です。ノルウェーには、1933年にアクセル・サンデモーセにより明文化されるずっと前から「ヤンテの掟」という長い伝統がありました。これは自分が他人より秀でていると思うな、という教えです。でも実際のところ私たちは、各人の違い——人にはそれぞれ長所があるということ——を受け入れています。ユーモアのセンスに長けた人もいれば、記憶力がよい人もいる。音楽の才能に恵まれた人もいれば、言語感覚に秀でた人も、運動神経抜群な人もいる。結構なことじゃないか、と。なのに話が知能の差となると、ほかの能力ほど、おおらかには受け止められません。知能の高い低いで誰かを排除することなく、皆、平等に扱うべき、と考えてしまうのです。ここで問われるのは、私たちが「知能」と呼びうる測定可能な要素など、実際のところ存在するのか、またそれが私たちのことをどこまで示すかです。知能はさまざまに定義されるため、この問いの答えも1通りではありません。知能は測定可能な唯一無二の特性ではない社会的知能や言語的知能といった要素に分けるべきと言う人もいます。反対に、そのような定義により、知能という概念が根底からくつがえされてしまうと言う人もいます。この概念は本来、抽象的思考力を指すものであって、実際の社会で生きる力や社交性は含まれないはずだと。

ですので知能の一般的な定義により、極めて知能が高いとされる人の中には、球技が苦手な人もいれば、得意な人もいて、記憶力がよい人もいれば、悪い人もいるということが起こりえます。本来の定義で知能が高いとされる人たちに共通するのは、知識を修得し、問題を解決し、論理的に考えるのが得意だということ。せいぜいその程度なのでしょう。

IQ

知能を測る際には、人種や社会的、経済的バックグラウンドや教育、性別などの要素には左右されず、被験者が理論的かつ抽象的に考える能力を測れるようなテストを行うのが理想的です。また同じ人が数年後に再度受けても結果が同じで、年代の違う被験者のグループでも同じ基準で評価されるなら、それに越したことはありません。IQ（Intelligence Quotient）とは、知能指数のこと。ただし、IQは知能そのものではなく、ある人の知能を推し量る上で、私たちが用いる指標です。Quotientというのは割合のことです。ＩＱは元々、精神年齢を実年齢で割り、１００倍した数とされていました。

今ではＩＱは、この計算式で算出されていませんが、名前だけはそのまま使われつづけているのです。現在、ＩＱは準拠集団の平均を、先に１００（90〜１１０）と設定した上で測られます。この準拠集団との対比によって、ＩＱが割り出されるのです。ＩＱテストの結果は、平均、つまり中央値周辺に集中します。中央値から外れた極端に低い数値、または極端に高い数値になる人は極めて稀なので、一般人のテスト結果を分布図にすると、正規分布曲線、つまり図19のような山形（ベルカーブ）になります。

ＩＱテストが適切なら、毎回おおむね結果は同じになります。一般人のおよそ68パーセントが85〜１１５の間に、またおよそ96パーセントが70〜１３０の範囲におさまるのです。下位２パーセントのＩＱ70以下の人は知的障がいと定義され、上位２パーセントのＩＱ１３０以上の人は、極端に知能が高いと見なされます。ＩＱ１３０以上というのは、ＭＥＮＳＡ（メンサ）という非常に有名な高ＩＱグループの入会資格を満たせるほど高い値です。

極めて多くの研究者が１００年近く、できるだけ優れたＩＱテストをつくろうと苦心してきました。現在使われているテストは良質ですが、最善ではありません。ＩＱテストとその解釈

図19

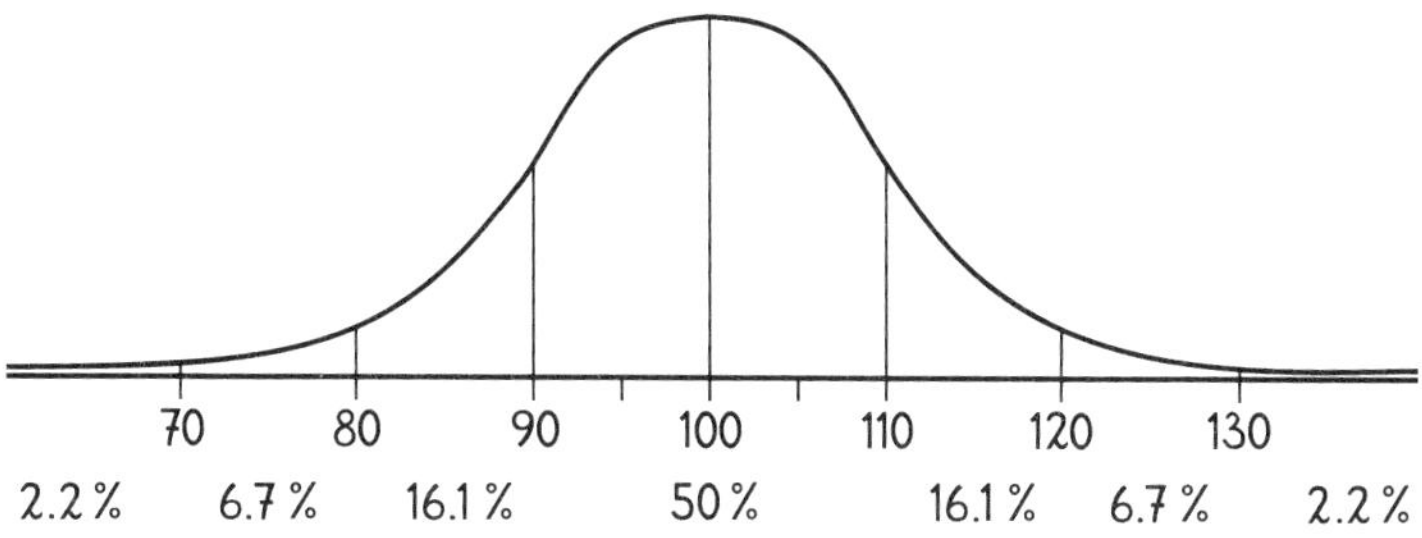

典型的なIQテストのグラフ分布図。50パーセントの人がIQ90～110の間におさまる。

を改良するため、今でも研究が続けられています。別の言い方をするなら、専門家が何百ものテスト結果を何百年も精査してもなお、揺るぎない最良のテスト法が見つかっていないのです。

それらのテストの多くは数字や文字を用いない、抽象的なパターン認識に基づきます。読解能力や計算能力を問う項目には、一定の教育レベルや言語能力が求められます。そのためこれらの項目は一般的なIQテストには含まれません。ペンと紙を使わない文化圏出身の被験者は、それでもなおテストを受ける上でハンデを負います。さらにほかのすべてのテストと同じく、当日のコンディションによっても結果は変わってきます。失恋やお金の不安、寝不足、空腹なども、テスト結果に影響することがあります。寝不足でIQテストを受けたとしても、実際の知能レベルに近い結果が出るかもしれませんが、やはりしっかり休養をとり、しゃきっとしている時のほうが、高いスコアが出やすいのは明らかです。しかし今日のIQテストは、最良のコンディションで行われるのを前提に、つくられているようです。もちろん常にそれが可能とは限りません——開発途上国ではとくに。

現在、もっとも広く実施されているIQテストでは、図しか使われていません。これらの図はさまざまな人の知能を明らかにするために、綿密に選ばれ、難易度順に並べられています。テストは決められた時間どおりに実施されなくてはなりません。ノルウェーを含む多数の国では軍の入隊試験でも、似たようなテストが行われています。これは「理論テスト」と呼ばれるもので、テストの結果は1から9にランク分けされます。この入隊試験の結果は、通常のIQ

テストの指数に換算できますが、その情報は非公開です。

知能を推し量る判断材料にＩＱテストを使うべきか、議論の余地を残しつつも、ノルウェーでは医療診断でもＩＱテストが用いられています。ＩＱが70以下の人は、前述のとおり、知的障がいと見なされます。最重度はＩＱ20未満。ＩＱ55以下の人は、刑事責任能力がないとされています。下位層についての解釈が、ほぼ一致しているのに対し、論争を呼んでいるのはむしろ上位層のほうです。なぜ私たちは論理的思考力に非常に長けている人よりも、運動で秀でている人に対してのほうが、おおらかでいられるのでしょう？　ひょっとしたら、知能について論争が起こるのは、その概念が誤解されているからではないでしょうか？　ＩＱで測られる知能の高さは、賢さと同じではありません。賢さは知能の高さよりも広い概念で、人生の知恵と知識の両方が含まれます。ＩＱは純粋にそれまで何を学んできたかではなく、これからどれだけ学べるかという潜在能力を指すのです。せっかくのポテンシャルを生かしきれていないケースも多々あります。

ＩＱが高い――だから？

ＩＱテストの成績がよいからといって、記憶力が高いとは限りませんし、友人、親、配偶者としてその人がふさわしいとも限りません。ＩＱは個人レベルでは重要とは言えないのです。

ＩＱが高いのにホームレスになった人もいれば、平均的なＩＱで億万長者になったビジネス・ウーマンもいるでしょう。社会全体を見回しても、このようなギャップは見受けられます。とはいえ、たとえＩＱの高さが職務能力や学歴と直結していないとしても、それが有利な条件であるのは確かです。知能の高い人は、平均的な知能の人には思いつかないような解決策を見出します。その結果、よい仕事、よい給料、立派な家を手に入れられます。またそれにともない、調和のとれた家庭生活を送りやすくなります。

50パーセントの人が中央値に、５パーセントの人がＩＱ１２５以上に、別の５パーセントの人がＩＱ75以下に、20パーセントの人が中央値とＩＱ１２５の間に、また別の20パーセントの人が中央値とＩＱ75以下の間になるよう、国民をＩＱに応じてグループ分けすると、興味深いパターンが見えてきます。図19を見てください。ある資料では、ＩＱの低い人のうち、途中で学校をドロップアウトするのが55パーセントであるのに対し、ＩＱの高い人は全員、卒業できたとされています。このこともまた、ＩＱの低い人のうち貧困状態にあるのが30パーセントであるのに対し、ＩＱの高い人の場合は、この数字が２パーセントにとどまる原因と考えられます。ＩＱは健康状態や家庭環境とも連動しているであろうと聞くと、驚く人もいるかもしれません。ＩＱの低い女性のうち、婚外子のいる人の割合は、ＩＱの高い女性の４倍で、母子家庭給付金をもらう人の割合も８倍と高いのです。ＩＱが平均より低い人の離婚率は、ＩＱが平均以上の人の倍になります。

男女問わず、容姿がいささかよすぎる人に出くわすと、何もかもに恵まれた人がいるのは不公平で苛立たしく思え、相手の頭がちょっぴり悪ければいいのに、と願ってしまったことが誰にでもあるのではないでしょうか。ところがある最新の研究で、容姿のよい人たちは、あまりよくない人たちに比べ、全体的に頭がいいことがわかったそうです。イギリスの子ども1万7000人を1995年から2011年の16年間、追跡調査し、11種類の知能テストをそれぞれに受けさせた結果が分析されました。この際、互いに対しまったくなんの関係もない複数の教師が、複数回にわたり被験者の容姿を評価しました。この研究には、アメリカでさまざまな知能レベルの若者2万人を、8年間追跡調査した別の調査も含まれています。この調査でも、互いに対しなんの関係もない人たちが評価を担いました。どちらの調査でも、肉体的に魅力的であることと、知的であることには、明らかな相関関係が見られました。

以降、多くの研究者がこの論拠を示そうとしてきました。知能と容姿は、心身の健やかさのあらわれと言う人もいます。また知能と容姿に相関関係が見られるのは、長年の自然選択の結果であると言う研究者もいます。仕事とお金に恵まれた知的な男性は、魅力的な女性と結婚し、また魅力的な女性も知的な男性と結婚します。知能も容姿も、遺伝にかなり左右されるので、そのようなカップルの間に生まれる個人は、容姿にも知能にも恵まれがちなのだと。

IQテストの「次に来るのはどんな図ですか？」といった設問は、一見、不毛に思えるかもしれません。ですが、IQテストの結果から、高度な言語、数学的能力や高い記憶力が求められるタスクをどうこなすか測ることができるのです。これは複数の研究からわかってきていま す。これらに明らかな相関関係が見られることから、全般的な知能、つまり一般知能因子（g因子）をIQテストによって測れると、研究者は考えています。g因子を測るテストは、口頭でも筆記でも、また個人単位でもグループでも、実施できますし、文章、数列、図のどれを用いてもかまいません。これらのg因子は、あなたの学校や職場での成功を左右する、もっとも有力な要素であることがわかっています。

あえて結論を出すなら、IQは知能そのものではなく、知能の一つの指標でしかないと言えるでしょう。知能は私たちが人生を歩む助けとなります。ただ人生にはさまざまな要素がかかわってくるので、もちろん知能だけで人生が決まるわけではありません。繰り返しになりますが、IQは統計から導かれた数値であって、この指標から、あなたがどんな人生を過ごすかなど、まったくわかりはしないということです。

長期スパンと短期スパン

昔の人たちが、人の頭の形から知能を推測しようとしたと聞いて、滑稽に思う人も多いでしょう。ですが脳の大きさを間接的に示す頭の大きさと、IQとの間におぼろげながら相関関係があることを示す本格的な研究が、いくつもあります。問題は頭蓋骨の厚さに大きなばらつきが見られる点です。ＭＲＩの発明により、私たちは今では存命中の成人の脳の大きさをより正確に測れるようになりました。そして極端に知能の高い人は、平均的な知能の人（ＩＱをもとに判断）よりも、実際脳が大きいようです。ただし、アインシュタインのような例外もあるため、これが一般論であることは言うまでもありません。

ですから比較的、知能の低い集団と知能の高い集団とで、脳の外周の合計値を比べると、後者の値のほうが、はるかに大きくなります。前頭葉は論理的・抽象的思考にとくに大きな役割を果たしますが、知能の高い人ほど大きいのです。同じことが側頭葉（記憶力などをつかさどる）や小脳（主に運動機能を調整する部位として知られるが、近年では思考過程に直接影響するのではないかという声が研究者たちから上がっている）にも当てはまります。白質の量、つまり脳内のシグナル伝達経路が、ＩＱによって変わることはありません。一方、大脳皮質、つまり神経細胞体そのものがある灰白質の量は、ＩＱによって変わってくるようです。

子どもの脳についても、ＩＱと脳全体の大きさに相関関係が見られます。前頭葉の前方を見ると、この相関関係はさらにはっきりします。でも脳をスキャンしただけでは、ＩＱテストについての論争に終止符を打てません。脳の大きさは、知能に差が出る要因のうち20パーセントにすぎないのですから。

世界中の研究者が現在、知能の高い人たちの脳の働きについて、さらに調査を進めています。知能が低い人よりも高い人のほうが、課題解決の際に使用する大脳皮質が少ないことを示す新たな研究が、ここ20年間で出てきています。神経細胞の活動自体に注目が集まってきているのです。

どんな分野でもトップに立つには、常に大変な努力が必要です。丈夫な肺と闘争本能に恵まれた脳を持って生まれてきたとしても、ソファでだらだらしてばかりいては、オリンピックや世界選手権などで数々のメダルを獲得しているノルウェーのクロスカントリースキーの名選手、マーリット・ビョルゲンのようにはなれません。とはいえ、彼女のようなトレーニングを積んだところで、誰もがオリンピックに出られるわけでもない。脳についても同じです。生まれた時点で潜在能力に個人差はありますが、その人の生き方次第で、能力の活かし方も変わってくるのです。

生まれか育ちか？

同じ環境で育っても、人によって知能に差が出るのは、主に遺伝が原因で、性別は関係ないようです。生育環境もＩＱにあまり影響しません。実際、同じ家で育ったきょうだい間のＩＱの差は平均12ポイントと、赤の他人の場合の17ポイントとさほど変わりません。養子の場合もきちんとしたケアを受けている限り、育った家庭や環境にＩＱは特段、影響されないようです。たとえ会ったことがなくても、年をとるにつれ、血のつながった両親とＩＱが近づいていきます。つまり西洋社会では、ＩＱの差に影響を与えるのは、個人間の社会的、経済的格差ではないのです。子どものＩＱ値に、環境がなんらかの影響を与えているように見えますが、これも子どもの成長にしもない、影を潜めます。一方、現在、行われているＩＱテストは、文化的に完全に中立ではありません。たとえば出身国の母語で日常生活を送る移民家庭の子どもが、ノルウェーの学校で、現地語でＩＱテストを受けても、潜在能力を十分に発揮できないケースがあるかもしれません。

私たちの知能を決めるのは遺伝か環境かについての議論では、各時代の平均ＩＱが大いに注目されます。誤解を覚悟の上であえて書くなら、ＩＱテストは、ＩＱの中央値が常に１００になるようにつくられるものですから、当然、平均ＩＱが１００を上回るのは適切なテストではありません。それゆえＩＱテストの難易度は、年々、上がってきているのです。平均的な現代人が昔のＩＱテストを受ければ、１００以上のＩＱがはじき出されるでしょう。素晴らしいことですが、苛立たしくもあります。こんなふうに苛立ってしまうのは、理由がはっきりわからないからです。ですが、時代を追うごとに知能が高まってきているというこれまでの傾向が、今後は反転すると言う人もいます。かつては大人になるまで無事生き続ける確率は、経済的に豊かな人々のほうが高かったのです。その結果、過去の時代、極めて高い教育を受けた上流階級層が、もっとも多く子孫を残してきました。それが現在では、高い教育を受けた人ほど、子を持つ年齢が遅い傾向にあります。それにともない子どもの数も、少なくなりがちです。

とはいえ、どの時代もＩＱの高さには遺伝だけでなく、環境も影響します。この１００年の間で、生活水準が上がったこと、栄養状態がよくなったことで、国民の平均身長が明らかに高くなってきています。また生活水準や栄養状態の変化は、現代人の脳機能が高まってきている一つの要因となっている可能性があります。脳機能に影響すると考えられる要素には、ほかにライフスタイルがあります。家事にかつてよりもはるかに高い思考力が求められるようになってきている一方、実際的なスキルはあまり必要なくなってきています。今では洗濯する際にも、１枚ごとの適切なプログラムを選択するのに、衣類のラベルに印刷された洗濯表示や、洗濯機の操作パネルの複雑な記号を読み解くスキルが求められます。現代のテレビには電源ボタン以外に、さまざまな機能が備わっています。このような環境の変化が、ＩＱテストで測られる全般的思考力の向上につながっています。

それではＩＱテストで期待はずれな結果が出た際、挽回《ばんかい》するために何ができるでしょう？　正直なところ、「ほぼ何もできない」と答えざるをえません。個人のＩＱは、あなたがどんな教育を選択しようが、成人後、お金持ちになろうが貧乏になろうが関係なく、たいていは変わらないままです。たとえ一般知能因子（ｇ因子）を高める方法があるとしても、その方法を発見した人は今のところいません。ここで「ＩＱギャップ」という概念について考えてみましょうか。潜在能力をどこまで活かせるかには、個人差があります。知能の高い集団のほうが、低い集団より、成功しやすい傾向があります。同じ国の中でも文化的差異によって、IQに差が出ることに、多くの研究者が困惑してきました。アメリカ在住の中国人や日本人やユダヤ人は、白人のアメリカ人に比べ、「成績がよすぎる」ように見えます。IQ100の平均的アメリカ系中国人と、IQ120の白人のアメリカ人の生活レベルは変わりません。これは知能の差ではなく、潜在能力の活かし方の差をあらわしています。

心理学者の中には、知能を2つに分類する人たちがいます。そのうちの一つは、流動性知能と呼ばれるものです。この章で私が注目しているのは、この流動性知能なのです。これは加齢にともない、脳が構造的に見てうまく機能しているか、さらに生物学的に見てきちんと機能しているかを測る指標になります。流動性知能は、成人期はおおむね一定です。もう一つの知能は、結晶性知能と呼ばれるもので、あなたが属する環境にどれぐらい適応できているかを示します。結晶性知能は、その名のとおり、非常に変化しやすいので、「潜在能力をフルに活かしてくださいね」というのが、私がもっとも伝えたいことです。

成功要因

学校制度は平均的な子どもをもとにつくられています。今の学校制度では、知能が極端に高かったり、低かったりする子は、たちまち蚊帳《かや》の外に置かれてしまいます。ここで問われるのは、知能の高さが常に成功因子になりうるか、ということです。知能が高い子は、まわりに合わせなくてはならないでしょう。クラス全体がある問題を理解するのに、数日かかるのに対し、課題をすぐ理解できる子は、手持ち無沙汰になり、そわそわしてしまいかねません。長い目で見れば、学習進度が遅すぎたり、潜在能力と課題の難易度が一致しなかったりすると、作業効率が下がり、大人になった時、本来、達成できるはずの目標を果たせなくなるかもしれません。これに加え、トップクラスの知能を持つ子どもたちは、社会に順応するのに苦労する場合もあるでしょう。IQの本来の定義で、精神年齢と実年齢が区別されているのを思い返すと、精神年齢13歳、実年齢8歳の子が同じ年の子どもとあまり上手に遊べないのも無理はありません。そういう子はひょっとしたらすでに遊ぶのに興味がないかもしれません。やはりハヴァマールに書いてあったとおり、ほどほどにものを知るぐらいが、もっとも美しき人生を生きられるのでしょうか？

大人の世界でも、知的レベルの高い人は、同程度の教育を受けた仕事仲間や友人とのほうが、関心も議論の仕方も近い場合が多いでしょう。小中学校では、頭の良し悪しに応じたクラス分けはされていません。では、小中学校の時点で、すでにエリート教育をはじめたほうがよいのでしょうか？　トップクラスの知能を持つ子どもに特別授業を受けさせ、できない子との差がどんどんついても構わないのでしょうか？　学習に問題を抱えた子に合わせた授業を実施しているわけですから、エリート志向に対する懸念はさておき、極端に学習速度の速い子にも特別授業を行うべきなのでしょうか？

人工知能

統計的に見ると、ＩＱテストの結果と人生の成功には、明確な相関関係が見られます。人間の場合、知能が高い人は知能が低い人よりも、脳全体がうまく機能してる可能性が高いのですが、これは機械には当てはまりません。

もし知能を問題解決能力だとか、ロジカル・シンキングだとか、抽象的思考だとかの比較的狭い意味に用いるのなら、ＩＱテストは人間の知能を測るのに有効なツールです。けれども、ＩＱテストによく出てくるような問題を解くコンピュータ・プログラムをつくるのは、不可能ではないでしょう。それともすでにそういったプログラムは開発されているのでしょうか？　コンピュータやロボットの知能が、人間の知能と同じように測れるとしたら、高い知能を備えたコンピュータやロボット、つまり、人間と同水準の知能を備えた人工知能をつくれてもおかしくないでしょう。ですが、高いＩＱを備えたコンピュータが、人間の脳にできることをすべてこなせるとは限らないのです。ところが、人工知能に関する議論では、知能という言葉が、私たちの大脳皮質がもたらす、ほぼすべての機能を包括した広い概念として用いられています。

チェスをするとか、病院で台車を移動させたり作業着を配ったりといった決まった作業であれば、機械が十分担えることがすでに明らかになっています。泣いている人がいるのを感知して、慰めの言葉をかけてくれるロボットは、なんとかつくれるのかもしれません。でもそこから思いやりを感じられなければ、共感をともなった行動とは呼べません。コンピュータエンジニアにも、私たちの脳と同じように機能する人工知能をつくることはできないと、肝に銘じておくべきでしょう。人間の脳についての現在の私たちの知識では、本物の脳に引けをとらない人工知能をつくるにはまだ不十分なのです。彼らにできるのは、せいぜい何百万年もの進化の中で身につけてきた機能に近いプログラムを開発すること、ぐらいなのでしょう。

第7章

マルチタスク

私たちは何につけても効率性を問われる社会で生きていて、生活のあらゆる場面でアクティブであるよう求められます。私たちはすぐ隣に同僚がいるようなオフィスで、電子メールを書いたり、電話で次の仕事の計画を議論したりして、うまく処理しなくてはなりません。複数の作業を同時進行するマルチタスクは、現在、私たちが生きていくうえで必須です。そして未来でも。でも、本当にそうなのでしょうか？

2つのことを同時に行える人など、実はいません。脳は一度に一つのことにしか集中できないのです。包括的な世界観を形づくるには、いくつかの印象をほかの印象より優先しなくてはなりません。それには注意力も求められます。残業用の夜食を注文しながら、報告書を読む時、あなたの脳は読むことと注文することの間をせわしなく行ったり来たりします。こうして先に夜食を注文し、その後、報告書を読む場合よりも、余計に時間がかかるのです。

一つのことに取り組みながら、別のことをしようとすると、前頭前皮質が、すぐに照準を移すことができず、脳はフリーズしてしまいます。こうして、次の行動に切り替えるまでに、間《ま》が空いてしまいます。脳は類似した2つのタスクを同時には実行できません。それらのタスクが、同じ神経細胞ネットワークで競合してしまうからです。たとえばスピーチを聴くのと、言語を読むのには、重なりあった脳領域での活動が必要で、一つの景色を眺めながら、スピーチに耳を傾けることよりも実行困難です。

これらはすべて注意力の問題です。互いに類似しないタスクであっても。たとえばドライバーが電話で何か重要なことを伝えながら運転する時、やはり運転に集中できません。携帯電話のながら運転では、アルコール血中濃度が0・8パーセントのドライバーと変わらないぐらい、運転に集中できないのです。それがハンズフリー通話であろうと関係なく。

効率化したいのであれば、一つのことに集中してください。電子メールを読みながら、電話で話したいと思っても我慢しましょう。それらのタスクは同時にではなく、バラバラにしたほうが効率的なのですから。

第8章

脳は文化をつくる

石器時代の人たちは、なんのために洞窟に絵を描いたのでしょう？　オスロのエーケベルグを散策し、４０００～５０００年前の岩石線画《ペトログリフ》を見た私は、人類の脳の素晴らしさに感嘆させられました。洞窟や革のテントみたいな住居に暮らしていた石器時代の人たちの平均寿命は30歳ほど。食料は自ら調達しなくてはなりませんでした。世が世なら、私の寿命はあと数年ということになりますね。岩壁に像を刻むという骨の折れる作業を、わざわざなんのためにしたのでしょうか？　人類の脳のどの部分が、創造性、解釈、想像力を高めていったのでしょう？

文化は言語と計画能力と同時にもたらされたに違いない、と言う人もいます。もしそうなら、文化はおよそ20万年前——つまり人類の進化がはじまったころ——発生したことになります。けれども、人類の文化を示す具体的な証拠は、約４万年前のものにすぎません。発見された時代の道具には、槍《やり》や斧だけでなく、釣り針までありました。釣り針を発明するのには、ある程度の論理的思考力が必要です。フィヨルドや川を泳ぐ魚を夕飯にしようと引き上げるため、石器時代の人たちは知恵を寄せ合わなくてはなりませんでした。彼らが現代の釣り針に劣らないほど洗練された道具を開発したのに加え、洞窟を壁画で装飾しはじめたこともわかっています。

私たちはこの壁画に描かれた人間、動物、ボートの線画を、極めて重要な文化と考えています。線画もしくは油彩画が「文化」と認められるのに、ミケランジェロ・クラスの質である必要はまったくありません。セックスや詐欺や不倫も、エンターテインメントの世界では、描き方によっては文化として許容されます。同様に、文化と呼ばれうる音楽が、『ドン・ジョヴァンニ』のようなオペラである必要はありません。預金や通貨、株と同じく、乾杯の歌も文化なのです。文化は私たちの信条、規範を含む広い概念であると同時に、言葉や行動様式、慣習、伝統のような単純な事柄をも指します。ですから政治や宗教やスポーツも、文化と見なされます。

文化は私たちを取り巻くほぼすべてであり、私たちは自分が属する集団の年長者からそれを学ぼうとします。このように文化は世代から世代へと引き継がれます。多様な集団によって社会が成り立っていることは、私たちがさまざまな文化的特性を育む基盤になります。ノルウェー人はスキーを履いて生まれてきたわけではありません〈訳注：ノルウェー語でノルウェー人がスキーが上手であることのたとえとして、「ノルウェー人はスキーを履いて生まれてくる」という言い方をする〉。私たちはスキーをすることを、この国の文化から学んだのです。

協働することで強くなる

1人（の脳）で考えられることは限られていると私たちはしばしば思いますが、複数の脳が集まれば、概してよりよい考えが生まれます。脳のおかげで私たちは、土をより効率的に耕せるような道具をつくること、またコミュニケーションをとること、自分たちの技術を教えることができるのです。ある人が車輪を発明したのなら、次の世代はそれを発明する必要はありません。そうして車輪を改良し、さらに次の世代がひょっとしたら荷馬車をつくるかもしれません。このようにして少しずつ、自転車や車が開発されていくのです。生物界には、道具を用いる種も多くいますが、人間以外の種は道具をあまり発展させてきませんでした。人間は力を合わせます。他者を理解し協働するには、共感が必要です。私たちは特別な神経細胞を持ち、それによって他者に自分を重ね合わせます。あなたが顎《あご》をかくのを見た時には、そんなことはしなくてもよいのに、私も顎をかきたくなるのです。これらの神経細胞が、社会理解、時には共感にも役立つと言う脳科学者が何人もいます。大脳皮質にあるこれらの小さな鏡は、そのものズバリ、「ミラー・ニューロン」と呼ばれています。

話をし、書くことができることでまた交換や協力が促されます。思考と言葉を互いに交換することで、私たちは本能の奴隷にならずにすむようになりました。私たちは自分自身と相手に質問をし、判断をし、行動を合わせます。私たちは文明社会の礎となる規則を定めることができます。私たちの解釈、思考、話し方は、さまざまな文化の社会ルール、規範、価値により生み出されたのです。

社会的ネットワーク

複雑な脳なくして、私たちは文化を持ちえませんでした。他方で、文化は私たちの複雑な脳をより成長させます。社会におけるさまざまな決まりごとは、人々に安全や安心感を与え、20年近くにおよぶ長い子ども時代、脳の発達を可能にします。出生時の脳の構造は遺伝子が決定しますが、そのあとは周囲の状況が次々に、若い脳に強力な影響を与えます。五感を通し、乳児の脳に日々、新たな情報が次々に入ってきます。神経細胞は、情報解釈にもっとも適した脳の部位にその情報を送ります。出生時にすでに遺伝子は、脳の重要な領域間のロードマップの準備を整えます。一方で、環境は神経細胞どうしをより多く、より密接に、より複雑に結合させるという重要な役割を負っています。出生時には、神経細胞1個につき、およそ2500の接合部（シナプス）がありますが、2~3歳になると、その数はおよそ1万5000個になります。つまり、絶えず新たな接合部が形成されるのです。神経細胞の接合部の大半は、私たちが生まれたあとに発達するので、私たちはまわりの環境に影響されるのです。接合部の一部は強固になり、耐久性が増しますが、中には消失してしまうものもあります。

焦点もまだ定まらない新生児の脳が未発達であることは、火を見るよりも明らかです。満1歳までの1年間ですでに新生児は、嬉しそうな表情をしている人に笑いかけ、厳しい声が聞こえると泣くなどして、他者の表情や声のトーンに反応しはじめます。こうして子どもは話し、自分の頭で考えることを少しずつ覚えていくのです。私たちの思考はすべて、私たち自身の生きる環境内で、何が正しく何が間違っているとされているのか、といった規則や規範の影響を受けます。脳の外側の事象が脳の内側に影響を与えると同時に、脳の内側の思考もまた脳の外側に影響を与えているのです。

脳の大部分は誕生後に発達するというまさにその理由から、遺伝による影響は、人間の場合、ほかの動物のそれに比べて緩やかです。私たち人間には、社会化を通して自分たちが習得してきたことをもとに、遺伝子に組み込まれた本能を再度見直す能力が備わっています。私たち人類が多様な文化を持つのは、皮肉なことに、生物学的に共通点を持っているためなのです。ただ、自分とまったく異なる思考や意見の人がいると理解するのは、たやすいことではありません。そのように理解することは人間の心の成熟における重要なステップであり、3～4歳の時にはすでに終えているものと考えられています。

とはいえ、私も心が成熟しきっていない大人と会ったことがあります。皆が自分とはまったく異なる思考や意見の人がいることを十分に理解していれば、アメリカのトップの座に大統領ではなく先住民族の首長がついているはずですし、オーストラリア人はクリケットなどせずに、ブーメランを投げているはずです。私たちは他の人の意見や伝統を尊重できるだけの善良さを常に持ち合わせているとは限りません。私たちをこの国の国民――「わが国の民」のひとりとして行動させるのは、社会規範なのです。あるところでは髪を人前であらわにするのは場違いですし、またあるところでは、髪を隠すほうがむしろ空気が読めていないことになります。かつてほどは、文化が分断されていない現在の私たちは、自分たちと異なる文化を受け入れる能力を磨いてきました。多様な人々がせめぎ合うこの複雑な社会は、私たちの協力、対話、寛容さなくしては、崩壊してしまうことでしょう。

社会規範

文化規範は私たちをコントロールします。規範は社会を円滑にします。何がしていいことで、何がしてはいけないことなのかというルールが、成長過程で私たちに刻みこまれます。私たちは学んだ規則を、その後の行動の指針にします。私たちは前頭葉の前側――前頭前皮質の助けを借りて、自らの規則を設けます。前頭前皮質の成熟度は、脳幹から分泌されたドーパミン――快楽物質をどのくらい受け取ったかに左右されます。ドーパミンが適量でないと、衝動的かつ注意力散漫になりえます。

前頭前皮質が損傷した人は、文化により課されたルールへの適応力を失ってしまいます。そういう人たちは、衝動的になりやすいのです。誰かのお尻をつねってみたいと感じれば、つねる。スーパーの果物売り場のリンゴが美味しそうに思えれば、本能のまま食べはじめる。その行動がいかに状況的に不適切でも、思いつくまま行動します。前頭前皮質が未発達な人は、非社会性パーソナリティ障がいを抱えたり、重大な犯罪行為に手を染めたりする危険性が高いことが、複数の研究でわかっています。これは司法にとって頭の痛い問題です。あなたの大脳皮質が損傷していて、それがもとで犯罪者になったとしたら、罰せられるでしょうか？　前頭前皮質が生まれつき未発達であるがために、犯罪者になった場合は？　もしくはあなたが何が正しく何が間違っているのか、社会的な行動規範を理解できなければ、罪を犯しても責任を問われないのでしょうか？

私たち人間は食料を確保したり、子どもの世話をしたり、自衛したりするために、互いに協力し合います。それには言葉が必要です。シンボルを用いることで、スムーズにコミュニケーションがとれる点で、私たち人間は特殊です。半円の左横に一本線を入れれば小文字の「h」になります。線はそのままに、ばしっと一発、鞭《むち》で打てば、「j」になります。渦巻きのようなものを描けば、「e」。hから線を2本取れば、「r」、hから線を片方だけとったなら、「n」になります。さらにもう一つ渦巻きを加えれば、「e」。すべて並べれば、「Hjerne」（ノルウェー語で「脳」の意）。多くの言語では、線と円と点を使って、コミュニケーションがとれます。線と点は音楽にも詩にも、文学にもなりえます。

クリエイティブな脳

私たちはストーリーテリングなどを通し、日常を豊かにします。脳は物語や民話をつむぎ、再話し、理解する能力を私たちに与えてくれます。そうして脳はさらに発達していくのです。心理学者のドナルド・ヘッブは、ペットとして育てられたラットのほうが、ケージの中で育ったラットよりも、問題解決能力に長けているのを突き止めました。その後、ヘッブの研究の系譜を引き継いだ別の研究者たちが、刺激的な外部環境で育てたほうが、脳の発育によいということを発見しました。ですから多くの自治体が、小中学校の建物の構造が脳の発達にとって理想的かどうかをまったく考慮せず、狭いアスファルトの上にバラック小屋を建てているという現実を、疑問視せざるをえません。美しいオペラハウスの刺激的なデザインは、ただの見せびらかしではなく、脳を発達させる役割を果たすのかもしれません。大半の研究でマウスやラットが実験台に用いられますが、彼らの外的環境を改善するには、オペラハウスもオペラも必要ありません。必要なのは、マウスやラットが暮らすケージに敷かれたおがくずに小枝を何本かしこんでおくことぐらいです。もちろん回し車を入れてやったり、ケージを2階建てにしてやったりすれば、よりよいのですが、それだって大した手間ではありません。刺激の多い環境では、脳の神経細胞間により多くの接合部（シナプス）ができ、大脳皮質は分厚くなっていきます――これにより、時に新たな神経細胞がつくられるようです。また文化がもたらす本や芸術、建築や他者との交流などの外部刺激により、知的な予備知識が増えるという単純な理由から、刺激の多い環境を整えることで、認知症の進行を遅らせる可能性も大いに示唆されています。

「クナットゥン？　いい名前だね！　君にぴったりの名前だ。僕の友だちになってよ。ここにはほかに誰もいないんだから。君と僕。僕らは友だちさ」小さな人間そっくりな木の根を見つけたぼうやが言いました。アンネ・カット・ヴェストリの物語では、人間の脳の数百万年の進化が見事に表現されています。私たちがほかの種と異なるのは、まさにこの創造性ゆえです。チンパンジーが自分たちにそっくりな枝を相手に遊ぶところを思い描いたり、イルカが海底で見つけた石と友だちになるところを想像したりすることはないでしょう。想像力は私たち人間の特性なのです。

自らの手で何か新しいものをつくるあなたはクリエイティブです。クリエイティブであるためには、善し悪しを見分けるセンスと、広い知性を備えていなくてはなりません。ただし、あなたが芸術面で成功をおさめるのに、学校一のＩＱをマークする必要はありません――平均的な人間の脳を備えていれば十分です。ＩＱ86のポップ・アートの父、アンディ・ウォーホルは生ける証拠です。前述のとおり、脳は、たくさんの印象が私たちの意識に次々と到達する前に、それらの印象をふるいにかける役目を果たします。日常生活では、はっきりとした課題に集中するのは大事ですが、クリエイティブになるためには、明らかに役に立ちそうではない印象や記憶をも受け止めなくてはなりません。これらのプロセスは互いに関連のないものどうしを結びつけるのに役立ちます。

クリエイティビティについての研究で、もっとも広く用いられる映像技術は、MRIや陽電子放出断層撮影（PET）といった現代的なものです。PETでは脳のどの部分が一番糖を消費するかを確かめられるのに対し、特種なMRIでは、特定の種類の問題を解決する時に、脳のどの領域で血流が増えているかを見られます。運動能力や肌の触覚、言葉にかかわるタスクをこなすのに、脳の部位ごとに役割が明らかに分かれているのが見てとれます。クリエイティビティを試す実験についての文献をひもとくと、大脳皮質の多くの部位がクリエイティビティに関係していることがわかります。これは明らかに理にかなっています。なぜならクリエイティビティを発揮するには、同じ部位、あるいは同じ脳半球にはない多様な能力が同時に働く必要があるからです。昔からクリエイティビティは、右脳がつかさどるものとされてきました。クリエイティビティについて、左脳よりも右脳のほうが中心的な役割を果たすことを示す単純な証拠としては、左脳とは対照的に右脳が言語野に支配されないことが挙げられます。ただ、科学的根拠はなかなか発見できないのです。これにかかわるのは、主に右脳の前頭前野なのですが、頭頂葉の左右両側に加え、左右の前頭前野のほかの部分もまた大切な役目を果たします。つまりクリエイティビティは右脳と左脳、両方に宿るのです。

モーツァルトを聴くと頭がよくなる？

私たちの脳が音楽にどう影響されるかが、盛んに研究されてきました。モーツァルトを聴くと、本当に頭がよくなるのでしょうか？ ある学生グループがモーツァルトを聴いて15分以内に、空間認識力が求められる問題を解くと、良好な結果が出ました。この調査結果が報じられるやいなや、人々はこぞってモーツァルトのCDを買いに走りました。妊娠中、お腹の子にモーツァルトを聴かせると、頭のよい子が生まれるとして、ジョージア州の州知事などは、州内の子ども全員にクラシック音楽のCDを給付する決定を下しました。ラットも胎児のころからモーツァルトを聴いていると、迷路で迷いにくくなると言う人もいます。あるゴミ処理場では、ゴミを素早く処理するため、モーツァルトをかけました。やがて前述の脳科学者グループが発見したのと同じモーツァルト効果を発見するのに、他の脳科学者らが手こずりはじめました。現在では知能を高める効果がとくに高いとされるモーツァルトの曲を集めたCDコレクションや、モーツァルト効果を謳《うた》った教材や書籍といった商品が、それらの業界内でドル箱と認知されています。とくに注目を浴びたのは、『2台のピアノのためのソナタK448』です。モーツァルト効果を信じる人たちは、この曲が脳波や脈といった身体のリズムにとくによく合うと言うのです。複数の小規模な研究によっても、この曲は通常の薬物治療が難しい種類のてんかんに効果をおよぼすということもわかりました。これらの調査だけではモーツァルトがあなたを賢くすると結論づけることはできませんが、モーツァルトに限らず、音楽を習うことで、小さな子どもは概して賢くなる傾向があるようです。副作用もありませんしね。子どもは学ぶことで賢くなるものなので、これはそう奇妙なことではないかもしれません。だから、子どもがリコーダーで演奏する曲目がマドンナだろうとモーツァルトだろうと大した問題ではないのでしょう。

音楽はアイデンティティです。クラシック音楽をもっともよく聴くのは、どんな人たちでしょう？　実際、自称クラシック音楽通がどんな人たちなのかに、むしろもっと注目するべきです。問われているのは、まさにそのことなのですから。イギリスの研究によると、たとえばヒップホップのファンよりも、クラシック音楽を聴く人のほうが高い教育を受けていて、ワインを多く飲む傾向があることがわかっています。これはクラシック音楽を聴くことで高学歴になれたからなのか、それとも高学歴の人たちは高学歴の人どうしで交流する傾向があり、その中で同じ習慣を身につけやすいからなのか、どちらなのでしょう？

私たちは自分たちの脳が外部からの刺激に影響を受けやすく、もちろん音楽にも影響されると知っていますよね？　誰かにとっての騒音が、他の人には音楽と捉えられるのはどうしてなのでしょう？　疑問は尽きませんが、音楽家と脳科学者の素晴らしい共同プロジェクトが行われています。

わかっているのは、脳が曲の歌詞と会話中の言葉を同じようには解釈しないということ、また音楽を認識するのに、右脳と左脳の両方が働く必要があるということです。たとえば脳卒中で会話能力を失った人でも、歌う能力は残っていることが実際にあります。かつては音楽を認知する脳領域は、右脳にあると言われてきました。今では私たちが歌う時、左脳がおおむねの歌詞とリズムを、右脳がメロディーを把握することがわかっています。私たちの耳に届く音波は、まず私たちの側頭葉の聴覚野で捉えられます。そのあと、音波は右脳と左脳の大脳皮質のほかの領域で、さらに処理されます。この大脳皮質の領域が私たちが耳にした事柄の意味をつなぎ合わせ、認識するのを助けます。私たちが音楽を聴いたと理解するのと並行して、大脳辺縁系が感情を――私たちがその音楽を好きかどうかを決める感情を――生み出します。

音楽は私たちの感じ方に影響をおよぼします。私たちがどんな種類の音楽を好むかは、私たちが何をし、どんな気分でいるかに左右されます。あなたが聴いているのがアリアナ・グランデだろうと、モーツァルトであろうと、あなたの脳は音楽から、他の動物の脳には見られないような影響を受けるのです。あなたが音楽を聴く時、側坐核（図20参照）という名の大脳基底核の一部が動き出します。側坐核はまた愛と食欲の中枢でもあります。側坐核が活性化する時、あなたの脳幹の神経細胞群から、快楽物質ドーパミンが分泌されます。この信号経路は報酬経路と呼ばれます。チョコレート・ホリックの人がチョコレートを手に入れた時、またヘロイン依存症の人がヘロインを手に入れた時や、インスタグラムにアップした写真に「いいね！」をもらった時、ドーパミンが分泌されます。そうしてあなたの欲求はさらに高まっていきます。分泌されるドーパミンの量とあなたが感じる幸福感情はまた、あなたがどれだけ驚くかにも左右されます。たしえばあなたが明らかに好みの新しい音楽に出会ったら、聴いたことのあるお気に入りの音楽を昼まで何百回も聴くよりも、大量のドーパミンが分泌されるでしょう。

複数の研究論文で、あなたがどんな種類の音楽を好きかは関係なく、何かしらの音楽を聴く限り、退屈な単純作業をより楽しみ、より素早くこなせることがわかっています。一方で、あなたは何か新しいことを学ぶ際には、一度音楽を止めるべきです。精神的な負荷の大きい仕事には集中力を要します。そのためあなたが新しい言語を学ぶ時や、難しいナンプレ（ナンバープレース）の問題を初めて解く時には、音楽を消すのが一番です。音楽を聴きながら新しいたいへんな仕事にチャレンジすると、生産性が落ちることを示す研究が、近年、複数出てきています。あなたが新しい物事を学ばなくてはならないのであれば、気が散らないようヘッドフォンを外し、集中するのが王道です。

私の職場の手術室看護師から、彼女のかつての同僚は脳外科手術を行う際に手術室で音楽を聴くのが好きだった、という話を聞きました。たいへんな作業でも、あなたが得意なことであれば、音楽はよい影響をおよぼします。『米国医師会雑誌（ジャーナル・オブ・ジ・アメリカン・メディカル・アソシエーション）』のある研究では、外科医は自ら選んだ音楽を聴きながらのほうが、完全に静かな場合より、手術を素早く、正確に行えることがわかりました。他の複数の研究でも、同じような結果が出ています。あなたが熟達したことであれば、音楽の魔法が効果を発揮するのです。

あなたがどんな種類の曲を好きだろうと関係なく、あなたのお気に入りの曲を聴けば、緊張がほぐれます。勉強する時、ヘビーメタルをよく聴くのは私の妹ぐらいでしょうが、あなたが音楽を聴きながら仕事をしたいのであれば、前に聴いたことがある曲を選ぶようにしましょう。新しい音楽はあなたの脳に大量のドーパミンを分泌させるので、今しようとしている作業より曲のほうに気持ちが向いてしまいかねません。仕事用にお気に入りのプレイリストをつくりましょう。新しい音楽を聴きたいのであれば、歌詞が少ない、またはまったく歌詞のない曲を選ぶようにしましょう。歌詞のついた曲より、インストルメンタルの曲のほうが、作業効率が上がります。でもクリエイティブな仕事をしたいのならば、雑音程度の音はあったほうがよいかもしれません。少し気が散ることで、より速く決断でき、独創的になれるのではないでしょうか?

全知全能の神

文化は必ずしも宗教ではありませんが、宗教は常に文化であると言われています。宗教は人間の中にのみあるものですが、あらゆる文化は一つまたは複数の宗教を持ちます。

宗教は私たちを永遠に見守りつづける祖先や神も社会の一部であると考えることで、エゴイズムを抑制し、文化的連帯を強めると言う人もいます。このような説明においては、神はあなたの行動や思考をすべて見通すことができ、私たちを保護する偉大な親に近い存在と捉えられています。罰を受けたくなければ、特定の社会のルールにしたがわなくてはなりません。

古代ギリシャ人がオリンピック競技大会を開いた一方で、北方のヴァイキングたちは、動物を生贄《いけにえ》にして、壁や自分自身に血を吹きかける大規模な祭りを行いました。それでは似たような脳から、異なる文化が世界中でどうやって生まれたのでしょう？ 文化が実際、似通っていても、私たちはその違いに注目しがちです。ギリシャ人も動物を生贄にしました。どちらの文化も、生贄を犠牲にする間、かなりの量のアルコールを消費しました——ヴァイキングはビールを、ギリシャ人はワインを飲みました。それでは彼らが崇拝する神自身はどうでしょう？ 私たちが知る最古の宗教では、神はしばしば、人間の理解を超えた重要な出来事や現象と結びつけられました。雷は常に私たちに強い印象を与えました。ヴァイキングは雷のことを、槌を持ったトールが、ヤギに引かれた戦車で空を駆け抜けているところと思っていました。一方、ローマ人は、雷はジュピターという神が闘い中に投げた稲妻だと考えました。ギリシャ人は、キュクロプスという巨人族から贈り物として落雷をもらったゼウスが、閃光《せんこう》と雷を操る力を得たのだと考えました。インド人は嵐の神、インドラが金のワゴンに引かれて空を渡りながら、小槌から稲妻を出していると捉えました。インドラはまた、白いゾウに乗っているものとされました。北欧神話でトールはゾウに乗ることはありえませんが、脳は北欧でも、遠いインドでもびっくりするぐらい似た物語を創出するようです。北欧の神話やギリシャの神話に出てくるような、多神論は時とともに廃れていき、唯神論に取って代わられました。宗教史の専門家の中には、ユダヤ教の神は元来、稲妻と雷を操る火山の神だったと主張する人まで出てきたのです。ヘブライ語でヤハウェ、アラビア語でアラーと呼ばれる、全知全能の唯一神は、そもそもそのような神話の神だったと。ともかく、人間の脳は世界中で同じように機能しているようです。

異なる文化、似通った物語

人間の脳は世界中の神話でも童話でも、同じようなストーリーをつむぎ出してきました。ですが物語には、それが語られる地域の特色が出ます。「シンデレラ」の物語はその典型的な例です。グリム兄弟により再話されたバージョンが、市民とお城の舞踏会といったドイツ封建社会が映し出されたものであるのに対し、ノルウェーの農民社会が映し出されたノルウェー版シンデレラは、王の息子と教会の外で会います。意地悪な継母の家事手伝いとしての生活を強いられていたシンデレラは、魔法使いのおばあさんに救われます。これに対し、グリム兄弟バージョンでは鳩が、アスビョルンセンとモーのバージョンでは雄牛が、フランスのペロー・バージョンでは善良な妖精が登場します。ちなみにウォルト・ディズニーが映画の原作に用いたのはペロー・バージョンです。すべての物語に共通するのは、少女が王子と会ったあと、靴をなくし、王子がその靴にぴったりの小さな足の持ち主と結婚すると宣言するという点です。どの物語でも、シンデレラの足は信じられないぐらい小さく、それゆえ靴が合う人は1人しかいません。これは中国のシンデレラ、葉限（イェーシェン、Yè Xiàn）の名残です。中世の中国の文化では小さな足は美の象徴で、少女たちは纏足《てんそく》〈訳注：女児の足を布で縛って足の成長を止める、中国にかつてあった風習。中国の一部地域では纏足をしないと男性から魅力的だと感じてもらえず、嫁入りできないと言われていたが、清朝末期に廃止運動が起こり、この風習はなくなった〉による過酷な痛みに苦しまなくてはなりませんでした。そのため、葉限はもちろん国で一番小さな足の持ち主である必要がありました。そしてどの物語でも必ず、シンデレラと王子は一生幸せに暮らしましたとさ。

抽象的な事柄を理解する

抽象的な線画や幾何学模様は芸術になりうるのでしょうか？　パブロ・ピカソは三角形、半円、点線を使って、スペイン内戦を描きました。彼の『ゲルニカ』に出てくる非対称な三角形は顔と捉えられますし、落書きみたいな線は耳、真んなかに点が一つ入った円2つは目と〈両目とも顔の左半分についていますが）見なすこともできます。こんな生き物を実際に私が見たら、恐ろしいほどに怯えてしまうことでしょう！『ゲルニカ』をよく観察すると、人々の苦しみが見てとれます。

絵画芸術、音楽、彫刻を理解した時、自分たちの脳がいかに複雑かを実感させられます。

狂気か天才か

私たちの脳は実際、とても複雑で、接続ミスも起こりえます。高度な技術を応用したガジェットも同じで、複雑であればあるほど、エラーが生じる危険性は増します。これと同じ複雑性がしばしば指摘されるのは、歴史にその名をとどろかす創造性にあふれた芸術家が、狂気か天才かを問う時です。そして答えはイエスでもありノーでもあります。私たちの身の回りで起きている事柄について、情報が適切な量、少しずつ入ってくるよう、私たちの脳は普段、調整してくれています。計量スプーンみたいと言えばわかりやすいでしょうか。大脳皮質は情報をふるいにかけます。私たちの脳幹の一番上の部分にある視床も働き者で役に立ちます（図1参照）。視床のおかげで私たちは、与えられたメッセージを一語一語、分析せずとも理解できます。このようにふるいにかけられなければ、たとえばショッピングセンターの中を歩くのも、まるで悪夢のようになるでしょう。脳が私たちを助けてくれるので、それぞれのお店から騒がしく異なる音楽が流れ、ほかにも何十という会話があたりで繰り広げられる中でも、私たちは自分たちの会話ができるのです。

一方で視床は原始的で、これまでずっとそうしてきたように問題を解決してくれますし、私たちがほかの多くの人たちが描くのと非常に近い世界像を描く手助けをしてくれます。ですが最近、スウェーデンの研究者らにより、視床がふるいの目を粗くすることで、私たちはもっとクリエイティブになることが示されました。より多くの情報が送られることで、それまで味わったことのない感情を味わったり、詳細まで理解したりすることができ、世界を見る目が変わるかもしれません。そのスウェーデンの研究者グループは、クリエイティブな人と統合失調症の患者は、健康な被験者と比べ、視床における快楽物質ドーパミンの受容体が少ないことを発見しています。結論を出せるほど、研究の数は多くありませんが、この研究は、どうして他の人たちよりクリエイティブな人がいるのかを理解するための第一歩にはなることでしょう。このスウェーデンの研究者グループが一部発見したように、クリエイティビティと精神疾患の関連性に注目するのは素晴らしいことです。私たちの脳のクリエイティビティは時に、度がすぎます。こうして私たちはこの場にいない人と話をしたり、ありもしないものを見たりします。

オランダの画家、フィンセント・ファン・ゴッホは、精神科病棟にいた時期に、もっとも画期的な作品を描きましたし、ノルウェーが誇るエドヴァルド・ムンクは、病弱で神経質な気質だったからこそ、私の芸術は生まれたのだ、と自ら述べています。ムンクが不安障がいでなければ、『叫び』は生まれなかったでしょうし、ゴッホの精神疾患なくして、『星月夜』が描かれることもなかったでしょう。

第9章

脳で食べる

味蕾《みらい》を知っていますよね？　私たちは成長する中で、甘みやしょっぱさ、酸っぱさ、苦味や、タンパク質に含まれるうま味を感じるこの組織が、自分たちの舌に備わっているということを知りました。ひょっとしたら腸内にも、この味蕾のような組織があるのでしょうか？　私たちが味を感じるのに、味蕾のような味覚受容体よりもにおいのほうが重要な役割を果たすのでしょうか？　これらすべては、脳を考慮に入れなければ、たちまちつまらないものになってしまいます。脳がなければ、においも味もわからないのですから。舌にあろうと口蓋《こうがい》にあろうと腸にあろうと関係なく、味覚受容体だけで味を感じることはできません。脳で解釈して初めて、味とにおいの両方が意味をなします。そうして初めて味を感じることができるのです。あなたが何を口に入れるか、その選択をするのはあなたの脳です。つまりあなたは脳で食べるのです。

祖先の食習慣

私たちが何を食べるか脳で選んでいるとすれば、なぜ皆もっと賢い食べ方をしないのでしょう？　なぜお店に行くたび、毎回、ポテトチップスやチョコレートを買いたいという誘惑と闘わなくてはならないのでしょう? あなたの脳の原始的な部分は、あなたに砂糖と塩、両方を欲しがらせ、今日あともう少し食べることを正当化する大義名分を見つけようとします。次にあなたが糖分や塩分を欲しくなったら、それはあなたの先祖のせい、と考えてみてください。必要なミネラルをとるために、しょっぱいものを欲するのは、進化の観点から見ると、好ましいことなのです。他方で、タンパク質を十分に摂取できるよう、私たちには独特の味覚、つまりうま味が備わっています。私たちは今より食料が少ない時代に、エネルギーを蓄えるために、脂肪分の高いものや、甘いものを探さなくてはなりませんでした。糖分は私たちにより多くのエネルギーを与えてくれるだけでなく、脂肪を蓄える助けにもなります。私たちの祖先にとっては、脂肪を蓄えられるのはメリットであって、健康上のリスク因子ではまったくもってありませんでした。狩りをする場合、現代の私たちが近所のお店で食べものを買うのと違って、収穫量の予測がつきません。

大脳皮質、とくに前頭前皮質のおかげで、あなたには我慢する意志の強さが備わっています。記憶の助けを借りて、前頭前皮質は私たち皆が学んだこと――チョコレートとポテトチップスは健康によくないということ――をすべてあなたに思い出させてくれます。知識は甘いものの誘惑と他の衝動に打ち勝つ鍵となります。

食べものとセックス

ノルウェーの著名な神経科医、アーレ・ブレーンは、講演の多くをいつもこんな言葉ではじめるそうです。人間の存在は2つの基本的活動に依存しています——食べものとセックス、つまり体内に何かを入れる活動です。どちらの活動も、生存上、不可欠です。食べることで、個人が生き残ろうとし、セックスすることで、種としての人類が生き残ろうとします。でも体内に何かを入れるのは大きなリスクです。何を体内に入れてよいか数百万年もの間、選択をしてきた経験が私たちの脳にはあります。毒性があるものを避け、またできるだけ栄養価の高いものを摂取するように、脳は促します。

どんな食べものなら体の中に入れて安全か選択する際、においが重要な役割を果たします。私たちの嗅覚は過小評価されがちですが、自分たちが思う程、鈍いわけではありません。食べても大丈夫か、脳が判断する際、嗅覚は非常に重要な補助ツールになります。私たちの嗅覚は、実に4億年以上の歴史があり、私たちのゲノム中最大の遺伝子グループです。イヌはさらに私たちの2倍も、嗅覚受容体遺伝子を備えています。私たちは嗅覚の鋭さではイヌには劣るものの、においの印象をより鮮明に解釈できる発達した脳を持つため、私たちのほうがにおいをより重層的に捉えられます。私たち人間は食べものや潜在的パートナー、テリトリー内の競争相手以外のにおいだって判別できるのです。私たちはクリスマスや初夏の香り、春の種まき前の苗床づくりのにおいも感じます。

においと視覚は、脳が食中毒にならない食べものを選ぶ上で役立ちます。カビのにおいや青緑色のチーズを見れば、大半の人の頭の中で警報音が鳴るでしょう。でも脳は学びのチャンスを私たちに与えてくれます。青カビチーズを他の人が食べるところを見たことのある人なら誰しもが、それは食べても大丈夫だということを知っています。それにラーク・フィスク〈訳注：マスの塩漬けを発酵させたもの〉だって。ラース・フィスクを食べる人たちが、何でもかんでも腐った食べものに飛びつくわけではありません。彼らはきちんとした管理下で調理されたなら、たとえ腐ったにおいがしても害にはならないと学習してきたのです。

脳の歓声

現在、私たちの生活習慣病の原因となっている食習慣は、進化の観点から見ると、私たちの脳が発達し、それにより私たちがこの世の中で躍進できた要因ともなっています。脳はエネルギー効率がよくありません。私たちの祖先は野菜や果物のようなあまり栄養価の高くないものを食べていました。祖先の脳の大きさが現在の人間ぐらいだったなら、ほぼ一日中、ずっと食べていなくてはならなかったことでしょう。第1章に出てきたホモ・ハビリスは、火をおこし、感染症で死ぬことを恐れる必要もなく、肉を食べることができました。肉以外の食べものも、加熱処理することで、得られるエネルギー量を劇的に増やすことに成功しました。これによって、必要なエネルギーを少ない食事回数で摂取できるようになり、自由に使える時間が増えました。脳はたくさんエネルギーを摂取することだけで成長するわけではありません。時間もまた脳の発達にとって重要な条件です。時間があれば、歩き回って食べものを探す以外の活動ができ、それにより脳に刺激を与えることができるからです。われわれホモ・サピエンスは、栄養価の高い食べものにより、効率よくエネルギーを摂取できるようになったことが大いに幸いして、脳が随分大きくなりました。そのため私たちが高脂肪の食事をする時、脳の報酬系も活性化されるのです。

脳はいつでもエネルギーを欲しています。この世の中で一番賢い種でいることは、コストがかかります。脳は他の器官と比べ、重量比でエネルギー消費がもっとも高い器官です。そのため脳は私たちを満たし、エネルギーを与えてくれるものなら、なんでも歓迎します。糖分と脂肪を含む食べものを摂取するたび、脳は快楽物質ドーパミンのシャワーを浴びます。これは私たちの脳の古い部分が、糖分と脂肪がいまだに足りないと思いこんでいることが大きな原因となっています。糖分と脂肪は脳に足りないエネルギーを素早く補給します。糖分と脂肪をもっととりたいと人間に思わせることは、自分にとってメリットがあると脳は気づいたのです。この部分は、時代が変わっても、そのままです。脳は進化の賜物ですが、その進化は非常にゆっくりです。西洋には糖分と脂肪があり余っています。食料が不足していた時代の脳の報酬メカニズムは、現代人には益になるどころか害になります。幸い、私たちには学習能力と適応力に長けた新たな脳の部位が備わっています。私たちは何が健康で何が不健康か学習してきました。脳の報酬系は糖分や塩分、脂肪をどんどん摂取するよう、依存症にも似た強い衝動を与えますが、私たちはこれに抗《あらが》うことができます。新たに進化した脳の部位は、原始的な脳の部位をコントロールできるからです。私たちはこのことを喜ぶべきです。そうでなければ、私たちは皆、太りすぎた食品業界の奴隷となっていたことでしょうから。

脳の原始的な部位が歓声を上げるような食べものは、歯やビキニ・シーズンだけでなく、脳自体も台無しにします。脂肪は身体中の血管や、脳の中の血管や脳につながる血管にも瘤《こぶ》のようにたまります。これらの瘤の一つが破裂すると、脳卒中が起きます。血管が完全に詰まった時にも、脳卒中が起きます。前にも説明したように、軽い脳卒中が何度も起きることにより発祥する認知症——血管性認知症を引き起こします。

砂糖依存症

塩分や糖分や脂肪を与えると、脳はすぐに歓びますが、しばらくするとさらに多くの塩分、糖分、脂肪を与えないとこの快感は続きません。また快感が欲しくなり、もっともっと食べたがるようになります。こうなると半ば依存症です。

糖分を過剰摂取することで、薬物依存症と同じように、報酬系の中枢部、側坐核（図20参照）からドーパミンが常に分泌されるようになります。過剰に摂取すると、快楽物質ドーパミンの量は減っていきます。けれども、あなたはドーパミンを増やすために、常に糖分や脂肪が多く含まれた食事をしつづける必要はありません。それらを食べる量が減れば、欲求も少しずつ収まってきます。ケーキを勧められて、少し食べてしまうと、ドーパミンがあふれ出ることで脳が快感を覚え、もっと欲しくなります。それだったら、はなからすべて断ったほうが楽です。他方で、あなたがいつもケーキを食べているなら、ごく少量食べただけでは、同じような快感は得られません。快楽物質で過度な刺激を受けた脳は、分泌されたドーパミンにあまり反応しないことで、バランスを保とうとします。その結果、さらにたくさん食べないと、同じだけの快感を得られなくなるのです。ドーパミンが大量に分泌されるような食べものを食べられないと、あなたは悲しくなったり、不幸せに感じたりするかもしれません。

食品業界の販売戦略の陰に隠れた脳科学

あらゆる食品原料のうち、私たちが一番欲してしまうのは糖分と塩分と脂肪です。私たちの脳の報酬系を刺激するために、これらの3つの成分をたくさん使った製品がよく売れるというのが、食品業界の常識です。これらの成分はあなたの脳に歓喜の声を上げさせ、さらなる欲求

図20

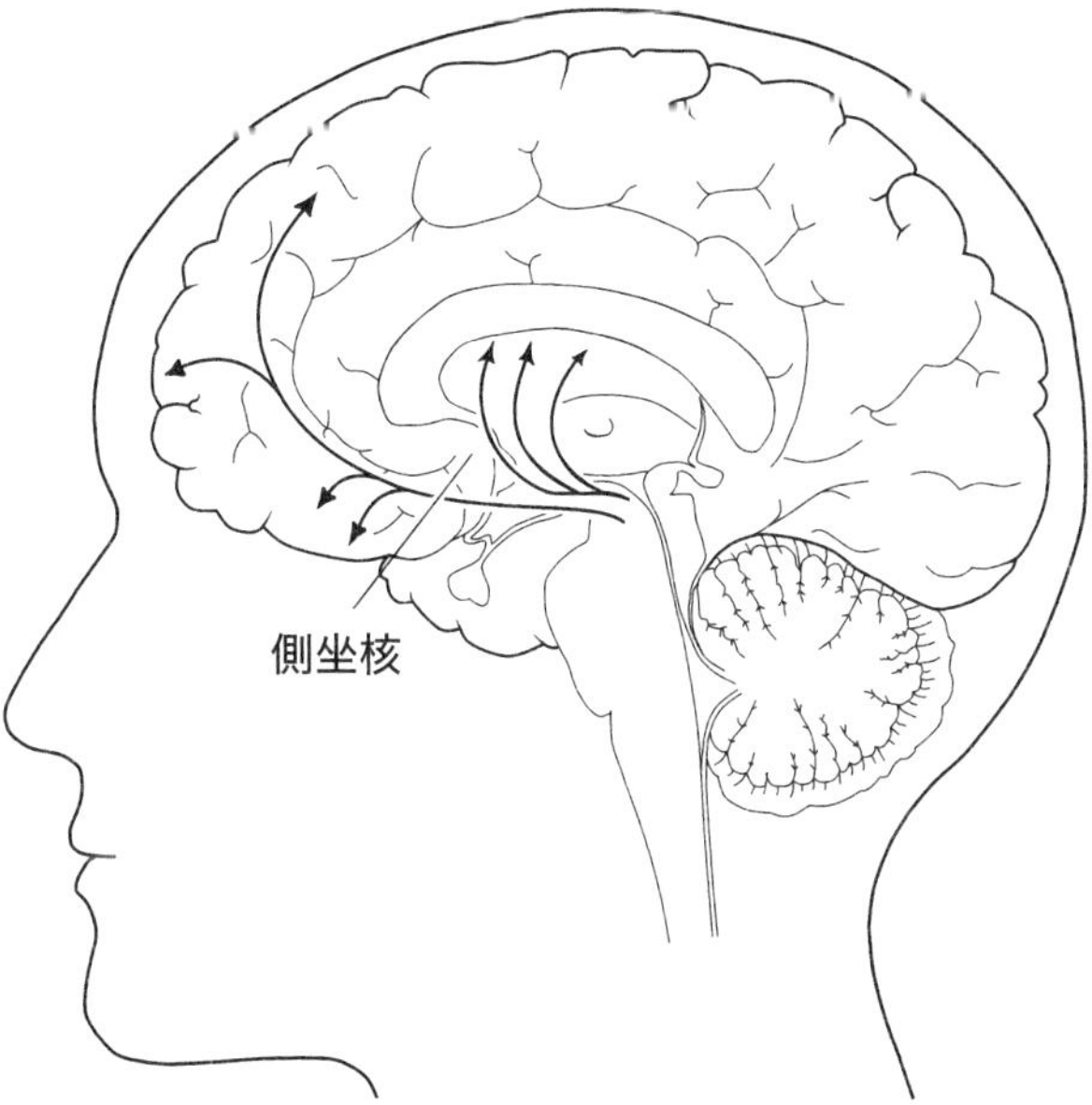

脳の報酬系を構成する神経細胞ネットワークでは、報酬物質ドーパミンが神経伝達物質となっている。ドーパミンの信号は、中脳から大脳基底核、大脳辺縁系、大脳皮質へと伝播される。大脳辺縁系に送られるドーパミンの信号は、愛や報酬・快感や欲求を感じる上で重要な側坐核を経由する。

をかき立てます。糖分や塩分、脂肪が使われた食べものを食べたいという私たちの欲求は先天的、かつ後天的でもあります。甘いものがご褒美にもらえるものだというのは、親から教わる場合が多いと思います。私たちは幼いころから、たとえば「ちゃんと宿題をしたら、夕飯のあと、アイスを食べていいよ」などとしょっちゅう言われます。ですが大人になっても、ご褒美や心の慰めに、食べものを使いつづけると、いつの間にか、食習慣が乱れかねません。

食品業界は誘惑に弱いという人間の脳の特性を利用することもありますが、それでも私たちにとってなくてはならない存在です。食品業界は人類という種が栄養価に富んだ食事を選ぶのを助けることで、人類の進歩を確かにしているのに加え、私たちがバラエティに富んだ食事をする助けにもなっています。私たちが同じものをたくさん摂りすぎると、脳は実際、満腹だと合図を出します。でもこれは食品業界によって研究され、一部解決されています。食品業界は、あまり味にインパクトのない食べものをつくると、脳が飽きないことに気づきました。ハンバーガーよりもお母さんが家でつくったブラウンソースをかけたエルクのステーキのほうがずっと美味しいのです。ところが150グラムのハンバーガーはペロリと食べられるのに、それよりずっと身体にいいはずのエルクの肉はそこまで食べられません。ハンバーガーの味はあまりはっきりしておらず、後味がまったく残らないので、ハンバーガーを食べている時に、もういらないとか満腹だとかいう脳からの信号は、それほど速くは出されません。脳が目指すのは、多様な食生活の実現に寄与することです。一方、食品業界の出した結論は、退屈な食事こそが消費者の心をつかむ、というものでした。ですが私たちもこの原則を意識することで、より一層、熟慮した食事の選択ができることでしょう。

ハンバーガーに食事らしさは若干ありますが、ポテトチップスやアイスクリームなど他の種類の食事の中には、高カロリーをあっという間に摂取してしまう割に、いくらでも食べつづけられるような気がするものもあります。脳は総カロリー量だけでなく、他の様々な要素にも反応します。食べたものが舌の上ですぐに溶けてなくなると、その日、実際に食べた量より少なく認識されます。私たちがもっとも注意するべきなのは、カロリーの量ではなくて、これらのカロリーがどのような形で摂取されたか、ということなのです。とくに液体として摂取されたカロリーに、脳は気づきにくいのです。

このことに注意していなければ、あなたは必要以上にたくさんエネルギーを摂取してしまうことでしょう。また食習慣は複合的な要素から生まれるものです。アルコールを摂取することで脂肪分の高い食事を選ぶリスクが増しますし、脂肪分の高い食事をすることで、アルコールを飲む選択をする確率も高まります。少なくともラットについては、これは確かです。

広告

狡猾な市場戦略に何とはなしに乗ってしまう飼い馴らされた消費者にならないために、私たちは脳についてもう少し知るべきです。食品業界は脳科学を熟知し、その知識を取り入れて優れた市場戦略を編み出しています。コカ・コーラの元CEO、ロバート・ウッドラフは、子ども時代のもっとも幸せな思い出は、父親に付き添ってもらい、野球の試合に初めて出た時のことだと語っています。試合の時、彼は何を飲んだでしょう？　きんきんに冷えたコーラです。きんきんに冷えたコーラは、彼の幸福な記憶の一部と化したのです。コカ・コーラは、いつでもあなたのそばにあるというイメージ戦略をとりました。コンセプトは、特別な瞬間をコカ・コーラとともに迎えよう、というものでした。コカ・コーラはその瞬間をともに彩りたいというのです。その戦略はうまく機能しました。脳は記憶することで、物事の複数の側面を結びつける傾向があります。こうしてコカ・コーラはよい思い出と結びつけられたのです。

宣伝は私たちの食事の選択に常に影響をおよぼそうとしています。どの広告にも神経科学と心理学が実は関係しています。私たちの脳や考え方に影響をおよぼさないのなら、宣伝は成功とは言えません。

小さな子どもは純粋ですから、サンタクロースがいると親から言われれば、そう信じますし、トニー・ザ・タイガーから、強くなりたいならケロッグのコーンフロスティを食べればいいと言われれば、そうなんだと思ってしまいます。私は広告のないノルウェー国営放送（NRK）を見て育ったので、かなり大きくなるまで世間知らずでした。私はテレビ・ショッピングを初めて見た際、散財してしまった時のことを思い出すと、今でも恥ずかしくなります。幸い私たちは時とともに学習していきます。大人になると、あからさまな宣伝やセールス商法に簡単には影響されなくなります。ところが時代は変わりつつあります。私たちに今仕掛けられている販売キャンペーンは、食料品店のすべてのお客さんに向けられたものではなく、お店のカスタマークラブのメンバーに向け、ターゲットを絞って送られてきます。様々な情報源から私たちについての情報が集められるようになり、あなたのサポートチームが試合をする時になると、テレビ観戦のお供となるジュースやポテトチップスの宣伝が送られてきます。またあなたの息子の誕生日が来れば、ケーキやチョコレートや風船の宣伝が送られてきます。この手の広告への私たちの防衛メカニズムは弱く、マーケティング部門は顧客グループについてできるだけ多くの情報を集めようと、相応の時間とお金を投じます――お客さんの防衛メカニズムが弱ければ弱いほど、商品の売上げは増します。私たちが自宅のテーブルにどれぐらい、また何を置くのかは、広告キャンペーンの影響力と脳の抵抗力とのせめぎ合いの結果です。何が私たちに影響をおよぼすのか、それがどのように私たちに影響をおよぼすのかを熟考することで、私たちは自分たちの脳を飛躍させることができます。

食品業界は、味は私たちが求める体験のほんの一部にすぎないと知っています。私たちを惹きつける食品を完璧な食感にするためなら、食品業界は数百万、数千万クローネの大金をも投じます――たとえば、かじりついたらパキッと折れるソーセージ、表面はサクッとしているのに、中はねっとりしたフランスのマカロンとか。多くの種類のジュースは、炭酸ガスの量を変えると、どれがどれかわからなくなるでしょう。食べものの食感は、私たちの多くが思う以上に大事です。それだけでなくにおいだけでも、十分、食欲をそそります。先に述べたように、においは私たちの記憶と密接に結びついています。焼きたてのパンをオーブンから取り出す時の香りにまさる広告ポスターなどありません。においを嗅ぐだけで口の中がよだれで一杯になる人が多いのです。

よだれというのも重要なポイントです。私たちにどれだけ唾液を出させるかが、製品にとっては重要です。唾液は食べものが口の中で分解され、味蕾の上に広がるのを助けます。すると脳に、より強い信号が送られます。食品製造業者は、舌の味蕾に食べものが満遍なく触れるようにするため、口の中が唾液で潤っていることがどれだけ重要かを知っているので、ソースやドレッシングが付け合わせとして一般的なのは、不思議ではありません。私たちがそれらを美味しいと思うのも、また不思議ではありません。チョコレートは舌の温度で溶けるよう、また私たち自身の唾液の生成も促すようつくられているのに加え、脂肪と糖分、でん粉は私たちの好みに合うようなバランスで配合されています。

お化粧をほどこされた食品

私たちがチョコレートを美味しそうと思うのは、奇妙な話です。もしもチョコレートが今、開発されたとしたら、茶色い塊が美味しさを連想させると食品業界は期待したでしょうか？消費者の脳が不運な連想をしないよう、チョコレートに人工着色料が加えられることもありえたでしょう。人工着色料を一番使用しているのは製菓製造業です。強力な色は好奇心をかき立て、えもいわれぬ味であろうと消費者を期待させます。甘いものを断ち、健康によいものだけを食べようとする人たちであっても、お化粧をほどこされた食品を完全に避けることは難しくなっています。美味しそうなパンは、生地に麦芽を練りこむことで、茶色く、またどっしり見えるよう、「お化粧」がほどこされているからです。養漁業には、サーモンをどれぐらいピンクまたは赤くするべきかを示す、独自のカラーチャートがあります。天然のサーモンは、エビやそのほかの甲殻類をエサとしているため、ピンクなのに対し、養殖のサーモンの身は白です。とはいえ、味は変わりません。エサに加える合成化合物、アスタキサンチンの量を調整することで、ある国に輸出するサーモンは赤く、また別の国に輸出するサーモンはピンクに変えることができます。これらはすべて、サーモンは赤やピンクであって、白であるべきではないという、刷りこまれた思いこみを抱く消費者の脳を喜ばせるためです。

健康的なものであろうとなかろうと、私たちが食べたいものを食べられる時、脳内の快楽物質ドーパミンによって一種の幸福感がもたらされます。私たちが何を欲するかについては脳の複数の部位が協働し、影響をおよぼします。扁桃体と海馬が連携して、私たちが前回ハンバーガーショップでジューシーなハンバーガーとカリカリ、サクサクのポテトチップスを食べてどれだけいい思いをしたのかを記憶し、島皮質が、報酬効果を強めるのに役立ちます。前頭葉はこれらすべてを結びつけ、「ストレスだらけの日を乗り切ったんだから、そのご褒美として『あれ』を食べてもいいんだよ。いや、疲れているから、食べる必要があるんだ」とあなたに語りかけます。もしくは前頭葉は、このところあまりにジャンクフードが多すぎたので、今は新鮮な赤いサーモンを買ったほうがいいということを、あなたに告げるのです。

人工甘味料では脳を欺けない

あなたが糖分を摂っていると、快楽物質のドーパミンだけではなく、食欲抑制ホルモンのレプチンも分泌されます。レプチンはあなたが一定量のカロリーを摂取した際、満腹であることをあなたに告げます。では、ほとんどカロリーが含まれていない甘いものを食べたら、何が起こるでしょう？　人工甘味料を摂った時も、脳の報酬系は機能しますが、カロリーの摂取量が極度に少ないというのに、この報酬系の活動を無効化するものは何もないのです。人工甘味料はあなたを騙《だま》し、あなたが糖分を摂ったと信じこませますが、実際には糖分がまったく運ばれてこないのですから、脳はもっともっと糖分を欲し、その結果、あなたは炭水化物が欲しくてたまらなくなります。だから、甘いものが欲しいという欲求がドアをノックしている時に、「ノンシュガー」を謳う炭酸飲料は決してお勧めできません。飲むことで、逆にもっと糖分が欲しくなるでしょう。

お母さんのお腹でチョコレート・ホリックに？

あなたのお母さんが、あなたがお腹にいる時にたくさんニンニクを食べていたなら、あなたは早い段階でニンニクを好むようになるでしょう。胎児は非常に早い段階から味とにおいを感じはじめます。子どもを包む羊水には、お母さん自身が食べたものの味やにおいが移ります。ニンニクのカプセルを1時間以内に飲んだお母さんからとった羊水のにおいを、大人の被験者が嗅いでみたところ、実際、ニンニクのにおいがしました。あなたは早い段階で慣れ親しんだにおいと香りを好きになります。妊娠中や授乳期間中に、人参ジュースをたくさん飲んだ母親の子どもは人参好きになります。味というのは覚えていくことができるものであって、お腹の中にいる時点で、脳が味を学びはじめるのです。

私たちは特定の味については、生まれつき好きというよりも、なんと生まれる前から好きになっているようなのです。妊婦が甘いものを食べたあとは、苦いものを食べた時よりも、胎児がたくさん羊水を飲みこむのが見てとれます。母乳以外の味を知らない乳児が、初めて砂糖または砂糖水を味わう時、それらを好むことも判明しました。病院の麻酔から目を覚まし、いくらあやされても泣きじゃくる乳児に、少量の砂糖水に浸したおしゃぶりをくわえさせると、落ち着くことがあります。泣いている赤ん坊に砂糖水をあげるよう勧めているわけではありませんが、このことは重要なポイントを示しています。

塩分は糖分と同じような働きはしません。乳児にはできるだけ塩分を与えないほうがよいですし、そもそも乳児は塩分を好みません。ですが、だんだんとしょっぱい味を好むようになります。出来合いの食事が普及したことで、国民の平均塩分摂取量は激増しました。塩分は今では高血圧の主な原因とされ、心臓発作や脳卒中をも誘発しかねないと言われています。出来合いの食事を初めて食べた人は、恐ろしい程しょっぱく感じますが、脳はだんだんとその味に慣れていきます。やがて脳はしょっぱい味を期待するようになり、普通の塩分量では物足りなく感じます。塩分の高い「大人向けの食事」を与えられた子どもは、やはり塩分の高い食事を選ぶようになります。一方、塩分の低い食事で育てられた子どもに、塩分濃度が異なる食事から好きなものを自由に選ばせると、濃度の濃いものを避けます。幸い、大人も子どもも、一度覚えた濃い味を忘れられます。一定期間、塩分を控えることで、だんだんと塩分を欲しがらなくなります。

糖分とまったく同じで、私たちは脂肪も生まれつき好んでいるように思いますが、脳がどれぐらいの量の脂肪を好むのかは、環境に左右されます。過度に脂肪分の高い食事を食べていた妊婦から生まれる子どもは、脳の報酬系がフル稼働する前から、より多くの脂肪やジャンクフードを欲するようになるでしょう。少なくともラットの場合はそうでした。

言い方を換えるならば、誰しもが、ママのお腹にいる時から、程度の差はあれ、チョコレート依存症なのです。私たちは生まれる前から甘いものや高カロリーの食事が大好きなのです。このように母親が妊娠中または授乳期間中に食べたものは、生後も子どもに影響をおよぼしつづけます。妊娠中の栄養は、子どもの脳の発達に影響をおよぼす、もっとも重要な非遺伝的要素の一つなのです。

胎教

あなたはお腹の中の子どもに歌いたいだけおやすみの歌を歌い、かけたいだけモーツァルトの曲をかけても構いませんが、魚を食べることもまた、あなたができるもっとも重要なことの一つのように思います。脂ののった魚は、とくに脳の発達にとって重要ですが、大人の脳の調子を整える上でも重要です。純粋な脂肪組織以外で、私たちの身体の中でもっとも脂肪がついている器官は、実は脳です。脂肪組織とは対照的に、脳の脂肪はエネルギーになりませんが、神経細胞や膠《こう》細胞の生成には使われます。信号が素早く、効率的に送られるよう、脂肪膜を何層にも巻いて軸索を絶縁している細胞にはとくに。

脂肪酸は2つに分類できます。一つは、私たちが体内で合成できる非必須脂肪酸、もう一つは、体内で合成できず、食事によってしか摂ることのできない必須脂肪酸です。ある必須脂肪酸は、私たちの脳の構築にとってとくに重要です。これらのうち、もっとも注目されているのはオメガ3です。オメガ3は様々なものから摂取できますが、なんでもいいというわけではありません。サーモン、マス、サバ、ニシンなど脂身の多い魚や、タラの肝油などの魚製品には、私たちの脳が必要とする長鎖オメガ3脂肪酸が含まれます。しかし、植物に含まれるオメガ3脂肪酸は、そのほんの2～3パーセントしか長鎖オメガ3脂肪酸に変換されません。ですから繰り返しになりますが、魚を食べましょう。

脳の発達は脳の大きさだけの問題ではありませんが、赤ちゃんの脳を詳しく調べるのは簡単なことではないため、頭囲がしばしば間接的な指標として用いられます。スウェーデンの研究によると、特定のオメガ3脂肪酸とオメガ6脂肪酸が多く含まれた母乳を飲んだ子どもほど、頭囲とそこから算出できる脳の重さが増します。オメガ3とオメガ6を比較した別の研究では、妊娠中と授乳期間中にタラの肝油（オメガ3）を摂取した母親から生まれた子どもは、コーン油（オメガ6）を摂取した母親から生まれた子どもよりも頭囲が長いことがわかりました。4歳児の知能を比較すると、妊娠中と授乳期間中にタラの肝油（オメガ3）を摂取した母親を持つ子どもたちは、コーン油（オメガ6）を摂取していた母親の子どもたちよりも知能が高いことがわかりました。

脳の形成にオメガ3が必要なのは、今や子どもだけではありません。私たちの誰もが、脳の調子を整えるのにオメガ3を必要とします。生まれてから死ぬまで、脳は成長しつづけます。

新しい神経細胞やネットワークが形成される一方、古い細胞は死んだり、使わないネットワークは消滅したりします。複数の研究により、脂肪の多い魚を大量に摂取することで、認知症や記憶障がいを発症するリスクが低下することがわかっています。血中のオメガ3脂肪酸の量が少ないと、アルツハイマー型認知症のリスク要因になるだけでなく、ほかの種類の認知症や様々な記憶障がいが起こりえます。

食生活

食事はもちろん脳に影響します。私たちが身体に入れるものはすべて脳に影響します。脂肪、塩分、糖分が実はたくさん入っている出来合いの製品だらけのこの世の中では、栄養素について、また店で売っている様々な製品の原材料は何なのか、とりわけそれぞれの製品にどれぐらいのカロリーが含まれるのかをもっと知りたいと誰しも思うことでしょう。体重を減らしたいと望む場合に、どの食事療法を試すかはほとんど重要ではありません。食事療法によって、あなたの消費エネルギーが摂取するエネルギーより多い限り、あなたの体重は減ります。あなたが最低限のエネルギーを摂取する限り、あなたの脳は普通の食事療法に耐えられるでしょう。この最低条件が満たされなくなると、脳はそれ自身の——つまり脳内にある——脂肪を消費しはじめます。普通の食生活を送っている限りこのようなことは起こりませんが、拒食症のような重度の摂食障がいでは起こると言われています。

あなたがどのような種類の食事からエネルギーを得るかとも、まったく無関係ではありません。特筆すべき食事療法は、脂肪から主なエネルギーを摂取する食事療法です。アトキンスダイエットや低炭水化物ダイエットなどがその例です。要するに、これらの食事療法は炭水化物をできるだけ多くカットする代わりに、脂肪を摂りたいだけ摂っていいというものです。これはケトン症、つまり炭水化物が足りず、身体が脂肪を燃やしはじめる一種の飢餓状態にしようというアイディアです。この食事療法は脳に有害で、頭が悪くなるだけだと言う人もいます。一方で、成人の脳はケトン体をエネルギー源としてうまく利用するということを示すデータも多くあります。食事療法をはじめてからケトン症になるまでにはある程度時間がかかるので、脳が必要なエネルギーを得るまでにも時間がかかります。エネルギーが足りないと、知能テストの結果は悪くなります。ですが、食事療法をしばらくつづけていると、また普段どおりに戻るでしょう。

発達中――とくに神経細胞形成中の胎児の脳の場合は、話は別です。ラットを観察すると母親が高脂肪な食生活を送っているラットの子どもの脳には、飢餓感を支配する領域の神経細胞がより多く形成されることがわかっています。こういう子どもが成長すると、食事の量が多くなり、脂肪を好むようになり、血中のコレステロール値が高くなり、過体重になります。

脳と食べものの関係については、脳は長期的なことは視野に入れずに、エネルギーが入ってくれば、とりあえず報酬を与えるという点を頭においておかなくてはなりません。あなたには幸い、大脳皮質が備わっているので、より原始的な報酬中枢を抑制できます。だから、一日中脂肪や糖分を貪るように摂り、脂質沈着や脳卒中のリスクが高まらないよう、節度をもって、何でも好き嫌いせず食べるよう心がけましょう。とくに胎児の脳の発達にとって重要な9カ月間は、あなた自身あるいはあなたのパートナーのために、このことを忘れないようにしてくださいね。

第10章

薬物依存症

私は毎年夏にコーヒーを飲まない月を設けます。一日のスタートに温かいコーヒーが欠かせない暗いノルウェーの冬を越したあと、いよいよシステムをリセットする時がやってきます。毎年秋、私はまっさらな状態から再スタートを切ります。1杯のコーヒーをたまに飲むと、たちまち目が冴え、集中力が高まるのを感じます。晩秋には、ますますコーヒーが欲しくなり、ついには毎日、コーヒーを飲むようになります。間もなくすると朝、目覚めた時の、気分はマイナスに。コーヒーを飲まないと、調子が上がらなくなります。睡眠時間が足りない時には、もはや1杯では十分ではなく、2杯飲まなくてはいけなくなります。これは習慣の問題であり、この時には実際、依存症になってしまっているのです。

あなたの脳に影響を与える物質はすべて、薬物と見なされます。ということは、コーヒーはノルウェーでもっとも一般に広まっている薬物ということになりますね。コーヒーはあなたの神経系を刺激する中枢神経刺激薬と呼ばれています。他の中枢神経刺激薬にはコカイン、アンフェタミン、ニコチンがあります。一方であなたの脳の活動を鈍化させる物質は、中枢神経抑制薬と呼ばれています。もっとも一般的なのはアルコールですが、ヘロインとハッシュもまた同じカテゴリに入ります。

依存症

天使のようだった子が突然、ドラッグを買うためにお金を盗み出すのはなぜでしょう？　依存症は私が知る中で、もっとも恐ろしいものの一つに違いありません。

脳には意欲をつかさどる部分や報酬系がいくつもあり、目標を達成した時、これらが私たちに報酬を与えてくれるのです（図20参照）。これに加えて人間は自分で設定した目標を果たさずに、目標を達成した時と同じ報酬系を稼働させようと、においを嗅いだり、炙《あぶ》って吸ったり、食べたり、飲んだり、注射したりできる物質を見つけました。それはまやかしでしかありませんが……。

多くの薬物から与えられるような過度に強い刺激を受けると、脳はバランスを取り戻そうとして、防衛メカニズムを発動させます。一定期間、薬物を使用すると、脳はその薬物が脳に影響をおよぼす神経伝達物質にアクセス可能な受容体の数を減らそうとします。その結果、意欲をつかさどるシステムの機能が弱まり、セックスをしても、食事をしても、トレーニングをしても、ドーパミンの値がそれまでのように高くならなくなります。するとあなたは同じ快感を得るために、もっと炙って吸ったり、嗅いだり、鼻から吸引したり、飲んだりしなくてはならなくなります。こうして快感は自然にも人工的にも得るのがだんだんと難しくなっていきます。これは耐性と呼ばれるもので、あなたの脳が物理的に変わってしまったのです。依存症をもたらす薬物は、あなたの脳に悪さをします。薬物はあなたの脳の神経伝達物質を模倣します。あるいは、神経伝達物質の分泌速度を加速するか、神経伝達物質が分泌された元の神経細胞に吸収されるのを防ぐことで、脳内の自然な神経伝達物質のレベルを変えてしまいます。

精神的なものと言われる依存症は、実際は身体的なものなのです。喫煙者が夕飯のあとにタバコを吸わずにはいられないのも、指と指の間にタバコを挟んだ瞬間、ストレスが消えるのも、立派な依存症なのです。様々な薬物断ちの手法は、そのような習慣を念頭に置いたものであり、その戦略はうまく機能するようです。朝の喫煙時間を毎日少しずつ延ばしていき、いつもと違う指、または違う手でタバコを持つようにしてみましょう。これは習慣を変えるのに、有効な手法です。でも習慣は物理的なものでもあります。習慣の正体は、信号を何度も送り、それによって強化、安定化する神経細胞ネットワークです。あなたがストレスを感じた時に毎回、タバコを手にとるのをやめて、タバコの助けを借りず、ストレスを処理した体験を実際に積み重ねることで、これらの神経細胞ネットワークを弱めることができるのです。

依存症にならないようにするもっとも確実な方法は、最初から薬物に手を染めないことです。

コーヒー

大学を卒業したてのころ、初めて1カ月、コーヒー絶ちしようと決意した私は、開始後の2日間、頭痛で寝こんでしまいました。あのころの私はものを知らなすぎたのです。

カフェインはあなたに疲労を感じさせる神経伝達物質の作用を妨げるので、コーヒーを1杯飲んだあと、数時間は、眠気が覚める感じがします。またあなたに疲労を感じさせる神経伝達物質が、その受容体に働きかけられない時、快楽物質ドーパミンといった脳自身を活性化させる神経伝達物質のいくつかが、さらに積極的に働きます。するとそれらの神経伝達物質は余計に脳内をめぐり、それにより今度は副腎からアドレナリンが分泌され、あなたの目はさらにさえ、注意力が増します。病気の子どもがいて、あなたがひと晩中起きていなくてはならないのに、翌日、職場で一日乗り切らなくてはならない時、これは役立ちます。ですが、あなたがこの方法を毎日使うつもりなら、あなたの脳は不足を常に補おうとするのだということを頭に入れておくべきです。あなたに疲れを感じさせる神経伝達物質が、あなたが飲むコーヒーにより十分ブロックされると、脳はさらに多くの受容体をつくり出します。その結果、一定量のコーヒーを飲んでも、あなたは以前のような効用を感じることができず、同じ効果を得るためには、もっとたくさん飲まなくてはならなくなります。ですがあなたがある日、コーヒーを飲むのを急にやめたら、調子が悪くなるでしょう。受容体がカフェインでブロックされなくなったのなら、あなたに疲労を感じさせる神経伝達物質は、さらに多くのシステムを稼働させ、あなたをさらに疲弊させるでしょう。この時点で、あなたはもう依存症です。これまでカフェインを大量に摂取する習慣があったのなら、それだけあなたに疲労を感じさせる神経伝達物質の受容体を多数備えているということです。そのため突然やめようとするのではなくて、段階的に摂取量を減らしていくのが賢明でしょう。

私はコーヒー絶ちをするたび、どうせ1週間か1週間半で、受容体が正常化するんだから、と自分自身に言い聞かせます。ですがたとえ最後にコーヒーを飲んでから何週間も経っていても、淹れたてのコーヒーの香りがするたび、どうしようもなくコーヒーが飲みたくなってしまいます。これもまた別種の依存症で、後天的なものです。この時働くのは、目覚まし時計が朝早く鳴っているから、コーヒーが必要だと私に告げるのと同じ神経経路です。この依存症からはなかなか脱け出せません。

私はどんなにコーヒーにはまっても、昼食のあとに飲むことは決してしません。これはコーヒーを飲むと、眠れなくなるからではありません。私は場所と時間を問わず、すぐに眠りにつけるタイプなのです。でも私はカフェインの効果が一般の人たちが思っているよりも、長く身体に残ることを知っています。昼食の時にコーヒーを1杯飲んだ場合、22時の時点でカフェインは25パーセント残っています。それで私の睡眠が妨げられないのであれば、カフェインの効果がなくなってきている証拠です。眠る時、あなたの眠りは本来のように良質で深くはなくなるでしょう。そして翌日には、さらに大量のコーヒーが欲しくなってしまうのです。

コカインとアンフェタミン

アンフェタミンが合成麻薬であるのに対し、コカインはコカという植物から生成されます。

どちらもカフェインと同じく、中枢神経刺激薬です。カフェインは、疲労を伝える脳の神経伝達物質に似ています。コカインとアンフェタミンは、脳がすでに持つ神経伝達物質の量をただ変えるだけです。コカインは、中枢神経を刺激する神経伝達物質ノルアドレナリンと快楽物質ドーパミンが分泌後、ふたたび神経細胞に吸収されるのを妨げることで、ノルアドレナリンとドーパミンを増やします。これに加えて、アンフェタミンとメタンフェタミン〈訳注：覚醒剤の一種。中枢興奮、覚醒作用があり、疲労感の減少、多幸感が得られる。商標名はヒロポン〉はドーパミンの分泌量を増加させます。ですが重要なのは、この時、ドーパミンが脳のどの部分に影響をおよぼすかなのです。コカインとアンフェタミン依存の主な作用部位は、大脳基底核の一部である側坐核（図20参照）です。あなたが何かよいことをした時に快楽物質ドーパミンがここから分泌されます。けれどもコカインとアンフェタミンは脳を騙し、喉の渇きに対し水を飲むという些細な行為にまで報酬としてドーパミンを側坐核に送ります。だから、褒賞を受けた気分を味わいたいがために、これらの薬物に手を出してしまう人たちがいるのです。たとえそれが健康に悪いことであっても。

簡単に言うと、ノルアドレナリンはあなたを覚醒させ、ドーパミンはあなたを——少なくとも初めは——喜ばせます。薬物を乱用しつづけると次第に、より多く摂取しないと脳の報酬系が活動しなくなり、結果、あなたはかつて歓びを感じたのと同じ量では歓びを感じなくなります。そして最終的には、コカインを摂取しない限り、歓びを感じなくなってしまうのです。

ニコチン

朝、一日のスタートを切るのに、タバコや嗅ぎタバコを吸わなくてはならない人は、夜、寝る前もニコチンがないとリラックスできないと言います。

あなたがタバコをひと息吸えば、ものの10秒で、脳にニコチンが到達します。嗅ぎタバコのニコチンも、すぐに脳に届くので、30分唇の下に嗅ぎタバコを挟めば、タバコを3本吸うのと同じぐらいのニコチンを摂取できます。ニコチンが脳に届いて初めて、アセチルコリンという小難しい名前の神経伝達物質の役割を乗っ取ります。ニコチンは大脳辺縁系の神経細胞に作用し、快楽物質ドーパミンの分泌を促します。ニコチン依存症の人が、唇の下に無性に嗅ぎタバコを挟みたくなるか、タバコを吸いたくなる元凶はドーパミンです。ニコチンは、副腎からのストレスホルモン、アドレナリンの分泌を脳の外側から促します。ニコチンは神経を刺激する依存性物質と見なされています。嗅ぎタバコまたはタバコに慣れ親しんでいる人が、日常的に吸うのを妨げられたり、なかなか吸えなかったりすると、ストレスがたまり、不安を感じるでしょう。しかし、ニコチンは実は依存性が低いという説もあるのです。

タバコや嗅ぎタバコは、癌だけでなく、脳卒中や心臓発作など、様々な健康リスクをもたらす可能性があります。ですが、タバコや嗅ぎタバコに含まれるニコチン自体は、パーキンソン病や認知症など、脳に起こる種々の病気にときどき、プラスの影響をおよぼします。これは毒も適量であれば時には薬になることを示す、多数の例の一つにすぎません。

アルコール

アルコールは脳のいたるところにわずかに影響します。アルコールはセロトニンをはじめとした多くの神経伝達物質の受容体と結合します。このことは、アルコールに鎮痛効果がある理由の一つです。アルコールが残っている時、神経細胞の動きがゆっくりになりすぎて、あなたは他の人の会話のテンポについていけないでしょう。長期間アルコールに慣れた脳は、神経を活性化させる物質を分泌することで、神経細胞間の伝達速度を速めようとします。そのためアルコール依存症者が突然、飲酒をやめると、活性化を促す神経伝達物質が脳にたまり、最終的には制御がきかなくなります。普段アルコールを大量に飲んでいたのを、突然、やめるのは危険です。幻覚、ひいては痙攣《けいれん》発作までもが起きる可能性があります。

もしも今までアルコールがなかった世界でアルコールの導入が検討されたとしても、合法化されることはほぼないでしょう。なぜなら母親がヘロインを摂取するより、アルコールを飲んだほうが、胎児に悪影響をおよぼすからです。アルコールは胎児の脳に損傷を与え、これ以上飲まなければ安全という最低ラインすらないのです。アルコールはまた大人の脳に損傷を与えます。アルコール依存症者が、身体の動きが緩慢になり、目が据わり、物覚えが悪くなり、混乱してきたら、ウェルニッケ・コルサコフ症候群を疑ったほうがよいでしょう。これはビタミンB_1が欠乏し、脳が収縮した状態です。もっとも強い損傷を受ける脳領域は、2つの乳房に似た乳頭体、視床や白質といった大脳辺縁系の一部です。脳の収縮も起きますが、これはビタミンB_1でなく、アルコール自体の毒性によるものです。アルコール依存症者が決まってビタミンB_1が不足してしまう理由は、アルコールが腸からのビタミンB_1の吸収を妨げ、さらにこれらのビタミンを利用可能な活性型に変え、肝臓に保管するのを妨げるからです。ビタミンB_1は脳の血糖の消費、神経伝達物質や絶縁体ミエリンの生成に重要です。

私たちのおよそ10パーセント以上が、人生で一度は、アルコール依存症の条件に当てはまってしまった経験があるはずです。この人たちの大半が25歳以下です。平均的ノルウェー人は1人で、年間8リットル近いアルコールを摂取しています。アルコールを摂取すると、足元がおぼつかなくなるのは、アルコールが小脳に作用するからです。酔っぱらいが、素面《しらふ》の時はしないようなことをするのは、アルコールが前頭葉に作用するからです。アルコールが前頭葉に作用すると、思考が一貫しなくなり、普段のように拒絶されるのを恐れることなく、魅力的だと思う異性を家に誘う度胸が出てくるのです。酔っぱらいが異性を家に誘うのに成功すると、前頭葉が性欲を抑えられなくなり、欲求は増幅します。しかし残念ながらその後の展開は意にそぐわないものになるでしょう。アルコールは性機能をつかさどる脳の視床下部や脳下垂体の機能を妨げます。行為が終わる前にあなたが眠ってしまったなら、それはあなたが酔っぱらったことが原因でしょう。アルコールは脳幹に影響をおよぼし、あなたを疲れさせ、眠らせます。

コンサートやナイト・クラブのトイレに長い列ができがちなのは、アルコールが尿意を誘うからです。脳の下垂体からは通常、あなたが脱水症状にならないように、身体の水分を保つホルモンが分泌されます。一方、アルコールはこれらのホルモンの分泌を抑制するので、水分が保てなくなります。こうしてあなたは普段よりひんぱんに尿意を覚えます。脱水症状はまた、翌日の二日酔いによる頭痛の原因にもなりえます。あなたは脳に痛みを覚えるかもしれません。過度の脱水症状によりあなたの脳は収縮し、脳膜が引っ張られるためです。脳自体が引っ張られているわけではありません。

ですが二日酔いの症状は、頭痛だけではありません。ひんぱんに排尿することで、あなたは神経に信号を送ったり、筋肉をコントロールするのに重要な塩分の一部をも失い、吐き気を催し、疲弊してしまいます。疲弊することで、睡眠の質も下がります。眠くなるよう飲酒する人もいますが、アルコールには神経を活性化させる脳内の信号物質を妨げたり、神経を静める効果があるので、それ自体は理にかなったことです。誰でも眠くなりますよね、お酒をたっぷり飲めば。でもお酒を飲むのをやめると、脳には必要以上にたくさんの神経を活性化させる神経伝達物質がたまったままになります。これによって、休養にもっとも重要な深い眠りに達することができなくなります。このように神経を活性化させる神経伝達物質が増えすぎると、酔っぱらい特有の不安感に襲われます。翌日、手足が震え、不安になり、血圧が上がり、気持ちがそわそわするでしょう。アルコールは胃に直接吸収され、塩酸の生成を促します。これが過剰になると、胃周辺の神経が脳に、「胃の中身が身体を傷つけようとしているぞ」と警告を送り、あなたは嘔吐《おうと》しはじめるでしょう。

夜、羽目を外しすぎて痛い目に遭う要因については、すでにたくさん触れましたが、実はほかの要素もあります。あなたがどの程度二日酔いになるかは、あなたが何を飲むかに左右されます。赤ワインやテキーラのような色味のある飲料には、タンニンのような有毒な副産物が含まれるので、白ワインやウォッカのような透明なものにとどめておけば、二日酔いは軽くすみます。二日酔いになりたくなければ、もちろんアルコールを完全に断つのが一番です。でも、どうしてもこれができないのなら、グラス1杯のお酒と交互にグラス1杯の水を飲むことで、二日酔いなどで生じる不快感を軽減できるでしょう。

エンドルフィン、モルヒネ、ヘロイン

エンドルフィンは脳内麻薬と呼ばれています。エンドルフィンは、あなたがストレスにさらされたり痛みを感じたりする時に分泌される神経伝達物質で、大脳辺縁系にとくに作用します。この神経伝達物質は、トレーニング中、もしくは時には出産中にも、一種の麻薬のような効果をもたらします。ですが、それであなたが依存症になることはありません。エンドルフィンは

神経細胞間のシナプス間隙に放出され、反対側の特別な受容体に作用します。エンドルフィンがこれらの受容体と一度、結びつくと、分解され、ふたたび生成されます。

ヘロイン系製剤とモルヒネ系製剤は、天然のエンドルフィンそっくりの化合物で、それゆえシナプス間隙の受容体にぴったり合います（図10参照）。でもそれらは再分解されません。モルヒネはこのように定着し、エンドルフィンの受容体をどんどん活性化します。他の薬物と異なる点は、ヘロインとモルヒネは他の神経伝達物質を模倣し、他の受容体にも影響をおよぼすことです。脳はエンドルフィン系の過剰刺激によりもたらされた状況を平常化しようと、受容体の数を徐々に減らしていきます。その結果、ヘロイン依存症者は摂取量を増やさずにはいられなくなります。痛みを鎮めるため、モルヒネを投与された患者もまたそれに馴化し、投与量を増やす必要が生じます。モルヒネまたはヘロインが突然断たれると、受容体の数が足りなくなり、エンドルフィン系が適切に働かなくなります。すると落ち着きがなくなったり、筋肉の痛みや不眠、吐き気などが生じます。幸い、これらの禁断症状は、受容体の数が1～2週間で通常通りに戻ると、止みます。エンドルフィン系がフル稼働しても、ヘロインを摂取した時ほどの高揚感は得られないでしょう。

ヘロインがアルコールよりは胎児に害がないからといって、ヘロインとモルヒネが無害というわけではありません。ヘロインは脳内の白質を変化させ、そのことが決断力やストレスや行動の抑制に影響するし考えられています。ですが、明らかな脳損傷が見られるのは、ヘロインやモルヒネが、大量投与により脳幹の呼吸中枢に影響する鎮静剤だからです。脳への損傷は、呼吸ができない、あるいは呼吸がひどく浅くなり、酸素不足になることにより生じます。

モルヒネやモルヒネ系製剤はそれぞれのかかりつけ医に処方してもらえるのに対し、ヘロインは違法です。警告が書かれた医薬品の大半は依存症を誘発するおそれがあり、これらの医薬品の乱用は、ヘロインを乱用するようなものであるということを覚えておくことが大切です。実際、モルヒネ処方薬の過剰摂取による死亡件数のほうが、ヘロインとコカインの過剰摂取による死亡件数の合計より多いのです。

ハッシュ

私たちの脳には、大麻草から製造されるハッシュやマリファナに似た独自の神経伝達物質があり、それはエンドカンナビノイドと呼ばれています。脳の一般的な神経伝達物質は神経細胞1から神経細胞2に送られますが、エンドカンナビノイドは脳内で逆方向に放出され、通常は受け取る側である神経細胞2から送り手である神経細胞1に送られます。脳の神経細胞には、活性信号と抑制信号の両方があり、信号が送られるためには、活性信号の総数が抑制信号の総数よりも大きいことが必要です。エンドカンナビノイドは抑制信号を抑えることで、このプロセスを促進します。それらは（アーモンドの形をした）扁桃体を経由することで気分に影響し、また海馬を通過することで記憶に影響し、さらに大脳皮質を通過することで脳の全般的機能に影響します。大麻は脳自身のエンドカンナビノイド受容体を過度に刺激するので、受容体は本来の仕事ができなくなってしまいます。その仕事とは、神経細胞の間から送られる信号を制御することです。受容体は脳内に広がっているので、大麻の影響は広く——時間認識の変化、リラックス、多幸感からパニック、パラノイア、集中力・学習能力・記憶力の低下にまでおよびます。さらにハッシュは急性の精神疾患を引き起こすことがあり、そのため国の精神科病棟では新しい患者にハッシュの使用経歴を尋ねたり、検査をしたりします。

母親のお腹の中でハッシュを間接的に摂取させられた子どもは、学習障がい、記憶障がいになることがあり、さらに大人になると衝動的になることが知られています。またハッシュが脳の発達を妨げることも知られていますが、大人の脳なら大丈夫だというのが一般的な認識です。このことについて私たちはほとんど知識を持たず、長期的な影響について議論が行われています。それはおおむね、うまくいっているように見えます。それにもかかわらず、ハッシュは統合失調性の発症リスクを高めるという点では、研究者たちの意見は一致しています。統合失調症は何が想像で何が現実か区別がつかなくなり、疲弊してしまう病気です。統合失調症になった人は、妄想にとりつかれ、そこにないものを見るとも言われています。統合失調症は慢性疾患であり、言い換えるなら、一度発症すると、一生つきあわなくてはならない病気です。統合失調症を定義する症状を引き起こす、様々な脳の変調をもたらしかねません。統合失調症は症状が多様なので、単一の疾患ではなく、症候群である可能性が現在では指摘されています。統合失調症は普通、100人に3人しかならない病気です。ところがハッシュを吸う人の場合、10人中1人が統合失調症を発症します。統合失調症の原因はたくさんあるので、それを発症するリスクを持つのが誰なのか知るのは難しいことです。薬物は言い換えるなら、自分の身体の健康でロシアン・ルーレットを引くようなものなのです。

試した人が皆、必ず依存症になる薬物はありません。ヘロインを使った人のおよそ20パーセントが依存症になるのに対し、大麻を常用して依存症になるのは10パーセントです。

依存症を引き起こす薬物は、食べものやセックスやよい結果といった自然発生的な報酬よりもずっと強く脳の報酬系に働きかけます。脳は薬物により、様々な状況や感情から逃げられることや、様々な出来事を祝うことを人に教えます。ベルの音を聞いたパブロフのイヌが、エサを欲しがったのとまったく同じで、喫煙者は夕食を食べると、タバコが吸いたくなります。タバコは脳の神経細胞の間に新しいシナプスを形成しますし、薬物を求める衝動を引き起こす新たな神経細胞ネットワークを強化します。これらの神経細胞ネットワークはタバコを吸ったり、薬物を摂取したりするのをやめても、すぐになくなるわけではありません。特定の神経細胞ネットワークは、決して消失しません。

第11章

道は続く

この本で、私たちは、私たちの種の成功と進歩にとって、脳がどれぐらい中心的な役割を果たすのか、私たちの脳が基本的にどんなものなのかを見てきました。私たちが愛することができるのは脳があるからですが、脳はまた恐怖や嫉妬も生みます。私たちの思考は、脳の物理的なプロセスであり、神経細胞が自身のネットワークに信号を送った結果です。私たちの感情も同様です。知能はまた私たちの脳の構成のされ方や、神経細胞どうしのコミュニケーションのとり方の集大成でもあります。そしてこのことは、IQを知能の指標にするか、はたまた知能を言葉の面、音楽の面、肉体的な面、社会的な面など様々な種類に分けられるという心理学者ハワード・ガードナーの定義を用いるかに関係なく、当てはまります。学習もまた物理的なものです。私たちが柔軟になれるのは、脳に変化が生じるからです。私たちは薬物や不健康な食べものに慰めを求めたいと思うこともありますが、さらに新しい言葉を学んだり、新たな場所を見つけることもできます。ノルウェーの研究者、マイブリット・モーザーとエドバルド・モーザーは、脳科学の研究をさらにつづけました。2人は、私たちが知らないことはまだ無限にあるということを知っています。

あなたがこの本でたくさんの答えを得られることを私は望みますが、それでも導入部分で立てた問いのいくつか——思考はどういうふうにはじまるの？　自由意思とは？——といったより哲学的な問いのほかに、より実際的な問いと多くの人からの問いに対する答えもいまだ出されていません。その問いとは、アルツハイマー病の原因は何か、アルツハイマー病の進行を遅らせるために、私たちに何ができるのか、です。実際、ノルウェー人の3人に1人が、人生に一度は、神経系の病気または神経の損傷に見舞われます。これは西洋でアルツハイマー病の罹患率が高い主たる原因にもなっています。ですが私たちは脳について理解することなくしては、脳の病気についても理解できません。病気の原因となっているのが、脳のどの部分の障がいなのかという問いの答えを得るのに、うつ病の人の脳の写真を撮るだけでは十分ではありません。うつ病のような症状からのみ定義される病気を、それらの原因から定義した場合、ほかにもうつ病のような病気がたくさん見つかるでしょう。うつ病のような病気を完全に理解するには、「向こう端」から出発しなくてはなりません。

私が働いてきたのはその「向こう端」でした。神経細胞が互いにどうコミュニケーションをとるのかを探ることで、私たちは脳についての理解を一歩先へと進め、それにより、てんかんやうつ病、アルツハイマー病といった病気を理解する上で必要なツールを手にすることができました。多くの人たちが襲われる一般に知られた病気の研究プロジェクトに携わる仲間に、私はしばしばある種のうらやましさを感じてきました。彼らなら、「私は癌の謎を解こうとしているのです」と言えます。私はといえば、N－アセチルアスパラチルグルタミン酸が興奮性シナプスのシナプス後細胞の小胞から分泌されることがなぜ重要か、説明しようとしてきたのです。これは困難であると同時に、やりがいのある素晴らしいものでした。

脳と神経系の病気は、心臓や循環器の病気、癌、糖尿病と同じぐらい、社会に多大な損失をもたらしえます。そのためこの分野の病気の進行をどうしたら抑えられるか答えを探す研究費は膨大なものです。また脳をより深く理解することで、よりよい治療ができるようになり、またそれによって私たちが何者であるのかを知り、人間の心のしくみを理解することも可能にします。私たち自身とも言えるこの素晴らしい器官について、より一層の解明を進めるために、私たちは様々な角度から取り組んでいかなくてはなりません。脳全体の理解を深めるためには、様々な脳疾患についての臨床研究と基礎研究の両方が必要です。今後、私たち医師と心理学者、脳科学者が力を合わせ、パズルのピースを組み合わせていくことで、脳の全体像が見えてくるのです。

謝辞

この本の出版は、オスロ大学医学部、オスロ大学付属国立病院脳神経外科、アーケシュフース大学病院神経科のみなさんや、カッゲ出版、それにもちろん、いつも私を支えてくれる家族の支援なくしては、決して実現しなかったでしょう。そのうち何人かは、とくに名前を挙げ、感謝の意を表したいと思います。

私は研究への熱意を好意的に受け止め、伸ばしてくれるような家庭で育ちました。ごく幼いころから、夢はかなうと私に説きつづけた母のグレーテと父ビョーンに感謝します。私の好奇心と研究への熱意をさらに引き出してくれた研究仲間にも感謝しなくてはなりません。とりわけ、シナプス神経科学研究所の医学部解剖学科の元学科長、ヨン・ストーム・マチーセン名誉教授と、脳研究をしてみたいと願い、初めて研究所の門を叩いた19歳の私に自信を与えてくれた、神経科学者で上級研究員のヴィーダー・グンナシェンにも感謝します。博士課程の指導教官としてヴィーダーは全研究活動を通じて豊富な知識を持ち、議論の相手にもなってくれました。ですが私の一番近くで研究協力をしてくれたのは准教授のセシリー・モーランです。初めて会った時、彼女は私よりずっと経験豊富だったにもかかわらず、すべてのプロジェクトに私を同じ価値のある一員として常に迎え入れてくれたように思えます。セシリーは私の灰色の日々を明るくし、明るい日をさらに明るくしてくれました。また研究に加えてくれたアーケシュフース大学病院の神経クリニックの教授、トールモー・フラドビにもお礼を言わなくてはなりません。私は、来るべき時に博士研究員としてパーキンソン病の謎の解明に寄与するために、研究をさらに一歩前に進めるのを楽しみにしています。

この本の出版については、妹のグロの名前を挙げないわけにはいきません。脳全体についてのより多くの知識と関心を高める上で、仕事や研究の仲間が重要であった一方で、グロはこの本に特別な熱意を持って取り組んでくれました。グロはすべてのイラストを描いてくれました。私は彼女が絵が上手なことは以前から知っていましたが、医療部門の大規模なＩＣＴソリューションのプロジェクト・リーダーという責任ある仕事の傍らで、イラストレーターの仕事を引き受けてくれるとは思ってもいませんでした。私は妹にイラストを描いてもらえて、この上なく幸運だと感じています。彼女のイラストのおかげで完璧主義の私の願いをも果たすことができました。ですが、グロのイラストをさらに完璧にしたのはグロ自身で、私はイラストの作成作業が進むにつれ、自分が細かすぎるとはまったく感じなくなりました。グロは、この本のイラストをすべて描いただけでなく、1章1章を読みこみ、貴重なフィードバックをくれました。

彼女はこの本に欠かせない存在でした。本当にありがとう、グロ！ 母と末の妹、ビアテもこの本に目を通してくれました。ビアテはこの本のイラストの編集もしてくれました。彼女たちが家族で私は幸運でした。

医学的な内容について、オスロ大学国立病院神経科の名誉教授で、神経科学者であるライフ・ヤースタに相談できたことにも感謝します。先生のフィードバックは非常に有益でした。「脳で食べる」という章についてはほかに臨床栄養学者のクリスティーネ・ヨービッツやノルウェー医師協会の機関誌の編集長にして神経学の上級医師アーレ・ブレーンも貢献してくれました。どうもありがとうございました！

序文を快く書いてくれたノーベル賞受賞者、マイブリット・モーザーにとりわけお礼を申し上げます。歴史上、男性に支配されてきた研究の世界で、彼女は次世代の脳科学者の憧れです。このプロジェクトに彼女が加わってくれたのはとても光栄なことでした。

私はさらに幸運なことに、この本を書くにあたり、ノルウェー・ノンフィクション作家・翻訳家協会の新人作家奨学金とポピュラー・サイエンス奨学金を、さらに「自由な言葉」財団からも奨学金をもらえました。この本のタイトルは、2015年の秋にカッゲ出版のパーティーで会ったカーアン・アグネス・イングレベックから案をいただきました。また、私にこの本を書かないかと誘ってくれたカッゲ出版と編集者のグロ・ソルベルグ、私たち皆が誇れるような本に仕上げてくれた戦友のみなさんにありがとうと言いたいと思います。

最後に、数々のプロジェクトで多忙を極めていた私を支えてくれた夫のカール・クリスチャンに感謝します。幼い娘のアウロラにも、ありがとうを。私が脳の発達にまつわる知識を個人的な観点から捉えなおすことができたのは、彼女がいてくれるおかげです。

２０１６年夏

カーヤ・ノーデンゲン

「索引」「出典の一部」は巻末からご覧ください。

索引

あ

か

さ

た

な

は

出典の一部

教科書に出てくるような基礎的な知識は、特定の書籍を参考にしたわけではありません。また教科書に載っている研究ほど有名でない研究や最新の研究については、以下を出典としています。

第１章　思考の進化、または思考の革命

Azevedo, F. A., et al. «Equal numbers of neuronal and nonneuronal cells make the human brain an isometrically scaled-up primate brain.» The Journal of Comparative Neurology 513.5 (2009): 532-541.

Herculano-Houzel, S., et al. «Cellular scaling rules for rodent brains.» Proceedings of the National Academy of Sciences of the United States of America 103.32 (2006): 12138-12143.

Herculano-Houzel, S., et al. «Cellular scaling rules for primate brains.» Proceedings of the National Academy of Sciences of the United States of America 104.9 (2007): 3562-3567.

Li, H. and Durbin, R. «Inference of human population history from individual whole-genome sequences.» Nature 475.7357 (2011): 493-496.

第２章　パーソナリティを探して

Ferraris, C. and Carveth, R. «NASA and the Columbia disaster: decision-making by groupthink?» Proceedings of the 2003 Association for Business Communication Annual Convention. (2003).

Haggard, P. «Human volition: towards a neuroscience of will.» Nature Reviews Neuroscience 9.12 (2008): 934-946.

Henningsen, D. D., et al. «Examining the symptoms of groupthink and retrospective sensemaking.» Small Group Research 37.1 (2006): 36-64.

Janis, I. L. «Groupthink: Psychological studies of policy decisions and fiascoes.» 2nd ed. Boston: Houghton Mifflin (1982).

Sperry, R. W. «Consciousness, personal identity, and the divided brain.» Frank Benson, MD & Eric Zaidel, Ph. D.(Eds.) The Dual Brain (1985): 11-27.

Vestly, A-C. «Lillebror og Knerten.» Gyldendal Norsk Forlag AS (2012): 13.

第３章　記憶と学習

Black, J. E., et al. «Learning causes synaptogenesis, whereas motor activity causes angiogenesis,

in cerebellar cortex of adult rats.» Proceedings of the National Academy of Sciences of the United States of America 87, no. 14 (1990): 5568-5572.

Bliss, T. and Lømo, T. «Long-lasting potentiation of synaptic transmission in the dentate area of the anaesthetized rabbit following stimulation of the perforant path.» The Journal of physiology 232.2 (1973): 331-356.

Corkin, S. «What's new with the amnesic patient H.M.?» Nature Reviews Neuroscience 3.2 (2002): 153-160.

Cowan, N. «What are the differences between long-term, short-term, and working memory?» Progress in brain research 169 (2008): 323-338.

Depue, B. E., et al. «Prefrontal regions orchestrate suppression of emotional memories via a two-phase process.» Science 317.5835 (2007): 215-219.

Elbert, T., et al. «Increased cortical representation of the fingers of the left hand in string players.» Science 270, no. 5234 (1995): 305-307.

Fields, D. R. «White matter in learning, cognition and psychiatric disorders. » Trends in neurosciences 31.7 (2008): 361-370.

Hassabis, D., et al. «Patients with hippocampal amnesia cannot imagine new experiences.» Proceedings of the National Academy of Sciences of the United States of America 104.5 (2007): 1726-1731.

Herz, R. S., and Engen. T. «Odor memory: review and analysis.» Psychonomic Bulletin & Review 3.3 (1996): 300-313.

Molinari, M., et al. «Cerebellum and procedural learning: evidence from focal cerebellar lesions.» Brain 120.10 (1997): 1753-1762.

Nabavi, S., et al. «Engineering a memory with LTD and LTP.» Nature 511.7509(2014):348-352.

Owen, A. M., et al. «Planning and spatial working memory following frontal lobe lesions in man.» Neuropsychologia 28.10 (1990): 1021-1034.

Packard, M. G., and Knowlton, B. J. «Learning and memory functions of the basal ganglia.» Annual review of neuroscience 25 (2002): 563-593.

Parker, E. S., et al. «A case of unusual autobiographical remembering.» Neurocase 12.1 (2006): 35-49.

Proust, M., «Veien til Swann 1, På sporet av den tapte tid», translated by Anne- Lisa Amadou, Gyldendal norsk forlag (1984): 59-63.

Quiroga, R.Q., et al. «Invariant visual representation by single neurons in the human brain.»

Nature 435, no. 7045 (2005): 1102–1107.

Rolls, E. T. «The orbitofrontal cortex and reward.» Cerebral cortex 10.3 (2000): 284–294.

Scoville, W. B., and Milner, B. «Loss of recent memory after bilateral hippocampal lesions.» Journal of neurology, neurosurgery, and psychiatry 20.1 (1957): 11–21.

Smith, C. N. and Squire L. R. «Medial temporal lobe activity during retrieval of semantic memory is related to the age of the memory.» The Journal of Neuroscience 29.4 (2009): 930–938.

Smith, E. E., and Jonides, J. «Storage and executive processes in the frontal lobes.» Science 283.5408 (1999): 1657–1661.

Villeda, S. A., et al. «Young blood reverses age-related impairments in cognitive function and synaptic plasticity in mice.» Nature medicine 20, no. 6 (2014): 659–663.

第４章　脳内GPS

Dar-Nimrod, I., and Heine, S. J. «Exposure to scientific theories affects women's math performance.» Science 314, no. 5798 (2006): 435.

Hafting, T. et al. «Microstructure of a spatial map in the entorhinal cortex.» Nature 436, no. 7052 (2005): 801–806.

Ishikawa, T. et al. «Wayfinding with a GPS-based mobile navigation system: A comparison with maps and direct experience.» Journal of Environmental Psychology 28, no. 1 (2008): 74–82.

Jacobs, J. et al. «Direct recordings of grid-like neuronal activity in human spatial navigation.» Nature neuroscience 16, no. 9 (2013): 1188–1190.

Jankowski, M. M., et al. «The anterior thalamus provides a subcortical circuit supporting memory and spatial navigation.» Frontiers in systems neuroscience 7 (2013): 45.

Jog, M. S., et al. «Building neural representations of habits.» Science 286, no. 5445 (1999): 1745–1749.

Konishi K., and Bohbot V. D. «Grey matter in the hippocampus correlates with spatial memory strategies in human older adults tested on a virtual navigation task.» Abstract Society for Neuroscience's annual meeting (2010).

Kropff, E., et al. «Speed cells in the medial entorhinal cortex.» Nature 523,7561 (2015)419–424.

Maguire, E. A., et al. «Navigation-related structural change in the hippocampi of taxi drivers.» Proceedings of the National Academy of Sciences of the United States of America 97, no. 8 (2000): 4398–4403.

O'Keefe, J., and Dostrovsky, J. «The hippocampus as a spatial map. Preliminary evidence from unit activity in the freely-moving rat.» Brain research 34.1 (1971): 171-175.

Pacheco-Cobos, L. et al. «Sex differences in mushroom gathering: men expend more energy to obtain equivalent benefits.» Evolution and Human Behavior 31, no. 4 (2010): 289-297.

Save, E. et al. «Dissociation of the effects of bilateral lesions of the dorsal hippocampus and parietal cortex on path integration in the rat.» Behavioral neuroscience 115, no. 6 (2001): 1212-1223.

第５章　感じる脳

Adelmann, P. K., and Zajonc, R. B. «Facial efference and the experience of emotion.» Annual review of psychology 40 (1989): 249-280.

Als, H., et al. «Early experience alters brain function and structure.» Pediatrics 113(4), (2004): 846-857.

Bardgett, M. E., et al. «Dopamine modulates effort-based decision making in rats.» Behavioral neuroscience 123, no. 2 (2009): 242-251.

Bick, J., et al. «Effect of early institutionalization and foster care on long-term white matter development: a randomized clinical trial.» JAMA pediatrics 169, no. 3 (2015): 211-219.

Denson, T. F., et al. «The angry brain: Neural correlates of anger, angry rumination, and aggressive personality.» Journal of Cognitive Neuroscience 21, no. 4 (2009): 734-744.

Dreyfuss, F., and Czaczkes, J. W. «Blood cholesterol and uric acid of healthy medical students under the stress of an examination.» AMA archives of internal medicine 103(5), (1959): 708-711.

Finzi, E., and Wasserman, E. «Treatment of depression with botulinum toxin A: a case series.» Dermatologic Surgery 32, no. 5 (2006): 645-650.

Friedman, M., et al. «Changes in the serum cholesterol and blood clotting time in men subjected to cyclic variation of occupational stress.» Circulation 17(5), (1958): 852-861.

Gan, J. O., et al. «Dissociable cost and benefit encoding of future rewards by mesolimbic dopamine.» Nature neuroscience 13, no. 1 (2010): 25-27.

Gerhardt, S. «Why love matters: How affection shapes a baby's brain.» Infant Observation 9.3 (2006): 305-309.

Giltay, E. J., et al. «Dispositional Optimism and All-Cause and Cardiovascular Mortality in a Prospective Cohort of Elderly Dutch Men and Women.» Archives of general psychiatry 61(11),

(2004): 1126–1135.

Hennenlotter, A. et al. «The link between facial feedback and neural activity within central circuitries of emotion — new insights from Botulinum toxin-induced denervation of frown muscles.» Cerebral Cortex 19, no. 3 (2009): 537–542.

Kappes, A. et al. «Mental contrasting instigates goal pursuit by linking obstacles of reality with instrumental behavior.» Journal of Experimental Social Psychology 48, no. 4 (2012): 811–818.

Kool, W. et al. «Neural and behavioral evidence for an intrinsic cost of self-control.» PloS one 8, no. 8 (2013): e72626.

Laudenslager, M. L., et al. «Coping and immunosuppression: Inescapable but not escapable shock suppresses lymphocyte proliferation.» Science 221(4610), (1983): 568–570.

Lemke, M. R., et al. «Effects of the dopamine agonist pramipexole on depression, anhedonia and motor functioning in Parkinson's disease.» Journal of the neurological sciences 248, no. 1–2(2006): 266–270.

Luby, J. L., et al. «Maternal support in early childhood predicts larger hippocampal volumes at school age.» Proceedings of the National Academy of Sciences of the United States of America 109(8), (2012): 2854–2859.

Lupien, S. J., et al. «Cortisol levels during human aging predict hippocampal atrophy and memory deficits.» Nature neuroscience 1(1), (1998): 69–73.

Mann, J. J. «Role of the serotonergic system in the pathogenesis of major depression and suicidal behavior.» Neuropsychopharmacology 21 (1999): 99S–105S.

Maruta, T., et al. «Optimists vs pessimists: survival rate among medical patients over a 30-year period.» Mayo Clinic Proceedings Vol. 75, No.2(2000): 140–143.

Nelson, C. A., et al. «Cognitive recovery in socially deprived young children: The Bucharest Early Intervention Project.» Science 318 (5858), (2007): 1937–1940.

Radiolab. «Blame», sesong 12, episode 2, [podcast] Tilgjengelig på: http://www.radiolab.org/story/317421-blame/

Remy, P., et al. «Depression in Parkinson's disease: loss of dopamine and noradrenaline innervation in the limbic system.» Brain 128, no.6 (2005): 1314–1322.

Salamone, J. D., et al. «Effort-related functions of nucleus accumbens dopamine and associated forebrain circuits.» Psychopharmacology 191, no.3 (2007): 461–482.

Schachter, S., and Singer, J. «Cognitive, social, and physiological determinants of emotional state.» Psychological review 69, no. 5 (1962): 379–399.

Sell, A., et al. «Formidability and the logic of human anger.» Proceedings of the National Academy of Sciences of the United States of America 106, no. 35 (2009): 15073-15078.

Spitz, R. A. «Emotional deprivation in infancy.» [video] Tilgjengelig på: https://www.youtube.com/watch?v=VvdOe10vrs4

Spitz, R. A., and Wolf, K. M. «Anaclitic depression; an inquiry into the genesis of psychiatric conditions in early childhood, II.» The psychoanalytic study of the child (1946).

Stoléru, S., et al. «Functional neuroimaging studies of sexual arousal and orgasm in healthy men and women: a review and meta-analysis.» Neuroscience & Biobehavioral Reviews 36, no. 6 (2012): 1481-1509.

Ströhle, A., et al. «Physical activity and prevalence and incidence of mental disorders in adolescents and young adults.» Psychological medicine 37, no. 11 (2007): 1657-1666.

Takahashi, H., et al. «When your gain is my pain and your pain is my gain: neural correlates of envy and schadenfreude.» Science 323, no. 5916 (2009): 937-939.

Treadway, M. T., et al. «Dopaminergic mechanisms of individual differences in human effort-based decision-making.» The Journal of Neuroscience 32, no. 18 (2012): 6170-6176.

Tye, K. M., et al. «Dopamine neurons modulate neural encoding and expression of depression-related behaviour.» Nature 493, no. 7433 (2013): 537-541.

Van Kleef, G. A., et al. «The interpersonal effects of anger and happiness in negotiations.» Journal of personality and social psychology 86, no.1 (2004): 57-76.

Wise, R. A. «Dopamine, learning and motivation.» Nature reviews neuroscience 5, no. 6 (2004): 483-494.

第６章　知能

Andreasen, N. C., et al. «Intelligence and brain structure in normal individuals. » The American Journal of Psychiatry 150.1 (1993): 130-134.

Flynn, J. R. «IQ gains over time: Toward finding the causes.» The rising curve: Long-term gains in IQ and related measures (1998): 25-66.

Flynn, J. R. «Searching for justice: the discovery of IQ gains over time.» American psychologist 54, no. 1 (1999): 5-20.

Gottfredson, L. S. «Why g matters: The complexity of everyday life.» Intelligence 24, no. 1 (1997): 79-132.

Kanazawa, S. «Intelligence and physical attractiveness.» Intelligence 39, no.1 (2011):7-14.

Neubauer, A. C., et al. «Intelligence and neural efficiency: The influence of task content and sex on the brain-IQ relationship.» Intelligence 30, no.6 (2002): 515-536.

Raven, J. «The Raven's progressive matrices: change and stability over culture and time.» Cognitive psychology 41, no. 1 (2000): 1-48.

Reiss, A. L., et al. «Brain development, gender and IQ in children.» Brain 119, no. 5 (1996): 1763-1774.

Sturlason, S. «Håvamål», Translated by Ludvig Holm-Olsen, Aschehoug (1993): 22.

Willerman, L., et al. «In vivo brain size and intelligence.» Intelligence 15, no.2 (1991): 223-228.

第7章　マルチタスク

Strayer, D. L., et al. «A comparison of the cell phone driver and the drunk driver.» Human factors: The journal of the human factors and ergonomics society 48.2 (2006): 381-391.

第8章　脳は文化をつくる

Allen, K., and Blascovich, J. «Effects of music on cardiovascular reactivity among surgeons.» Jama 272.11 (1994): 882-884.

Baroncelli, L., et al. «Nurturing brain plasticity: impact of environmental enrichment.» Cell Death & Differentiation 17.7 (2010): 1092-1103.

Chabris, C. F. «Prelude or requiem for the'Mozart effect'?» Nature 400.6747 (1999): 826-827.

Fox, J. G., and Embrey,E. D. «Music - an aid to productivity.» Applied ergonomics 3.4 (1972): 202-205.

Gallese, V., and Goldman, A. «Mirror neurons and the simulation theory of mind-reading.» Trends in cognitive sciences 2.12 (1998): 493-501.

Geertz, C. «The interpretation of cultures: Selected essays.» Vol. 5019. Basic books, (1973).

Hebb, D. O. «The effects of early experience on problem-solving at maturity. » American Psychologist 2 (1947): 306-307.

Perham, N., and Vizard, J. «Can preference for background music mediate the irrelevant sound effect?» Applied Cognitive Psychology 25.4 (2011): 625-631.

Rauscher, F. H., et al. «Music and spatial task performance.» Nature 365.6447 (1993): 611.

Sale, A., et al. «Environment and brain plasticity: towards an endogenous pharmacotherapy.» Physiological reviews 94.1 (2014): 189-234.

Salimpoor, V. N., et al. «Anatomically distinct dopamine release during anticipation and experience of peak emotion to music.» Nature neuroscience 14.2 (2011): 257-262.

Tylor, E. B. «Primitive culture: researches into the development of mythology, philosophy, religion, art, and custom.» Vol. 1. Murray(1871).

第9章　脳で食べる

Agostoni, C., et al. «Prolonged breast-feeding (six months or more) and milk fat content at six months are associated with higher developmental scores at one year of age within a breast-fed population. » In Bioactive Components of Human Milk, Springer US, 501(2001): 137-141.

Barson, J. R., et al. «Positive relationship between dietary fat, ethanol intake, triglycerides, and hypothalamic peptides: counteraction by lipid-lowering drugs.» Alcohol 43, no. 6 (2009): 433-441.

Bayol, S. A., et al. «A maternal 'junk food' diet in pregnancy and lactation promotes an exacerbated taste for 'junk food' and a greater propensity for obesity in rat offspring.» British Journal of Nutrition 98.04 (2007): 843-851.

Beauchamp, G. K., and Mennella, J. A. «Early flavor learning and its impact on later feeding behavior.» Journal of pediatric gastroenterology and nutrition 48 (2009): S25-S30.

Blumenthal, D. M., and Gold, M. S. «Neurobiology of food addiction.» Current Opinion in Clinical Nurtrition & Metabolic Care 13.4 (2010): 359-365.

Chang, G.Q., et al. «Maternal high-fat diet and fetal programming: increased proliferation of hypothalamic peptide-producing neurons that increase risk for overeating and obesity.» The Journal of Neuroscience 28, no. 46 (2008): 12107-12119.

Conquer, J. A., et al. «Fatty acid analysis of blood plasma of patients with Alzheimer's disease, other types of dementia, and cognitive impairment. » Lipids 35, no. 12 (2000): 1305-1312.

De Snoo, K. «Das trinkende kind im uterus.» Gynecologic and Obstetric Investigation 105.2-3 (1937): 88-97.

Geiger B.M., et al. «Deficits of mesolimbic dopamine neurotransmission in rat dietary obesity.» Neuroscience 159, 4(2009): 1193-1199.

Glusman G, et al. «The complete human olfactory subgenome.» Genome research 11.5 (2001): 685-702.

Helland, I. B., et al. «Maternal supplementation with very-long-chain n-3 fatty acids during pregnancy and lactation augments children's IQ at 4 years of age.» Pediatrics 111, no. 1 (2003): e39-e44.

Kalmijn, S. «Fatty acid intake and the risk of dementia and cognitive decline: a review of clinical and epidemiological studies.» The journal of nutrition, health & aging 4.4 (2000): 202-207.

Liley, A. W. «Disorders of amniotic fluid.» Pathophysiology of gestation 2 (1972): 157-206.

Mennella, J. A., et al. «Garlic ingestion by pregnant women alters the odor of amniotic fluid.» Chemical senses 20.2 (1995): 207-209.

Mennella, J. A., et al. «Prenatal and postnatal flavor learning by human infants. » Pediatrics 107.6 (2001): e88-e88

マイケル・モス『フードトラップ 食品に仕掛けられた至福の罠』邦訳は日経 BP 社、2014 年、本間徳子・訳

Suez, J., et al. «Artificial sweeteners induce glucose intolerance by altering the gut microbiota.» Nature 514, no. 7521 (2014): 181-186.

Sussman, D., et al. «Effects of a ketogenic diet during pregnancy on embryonic growth in the mouse.» BMC pregnancy and childbirth 13(2013): 109.

Tellez, L. A., et al. «Glucose utilization rates regulate intake levels of artificial sweeteners.» The Journal of physiology 591, no. 22 (2013): 5727-5744.

Ventura, A. K., and Worobey, J. «Early influences on the development of food preferences.» Current Biology 23.9 (2013): R401-R408.

Xiang, M., et al. «Long-chain polyunsaturated fatty acids in human milk and brain growth during early infancy.» Acta Paediatrica 89, no.2 (2000): 142-147.

Yang, Q. «Gain weight by 'going diet?' Artificial sweeteners and the neurobiology of sugar cravings: Neuroscience 2010.» The Yale journal of biology and medicine 83.2 (2010): 101-108.

第 10 章　薬物依存症

Arseneault, L., et al. «Cannabis use in adolescence and risk for adult psychosis: longitudinal prospective study.» BMJ 325(7374), (2002): 1212-1213.

Chiriboga, C. A. «Fetal alcohol and drug effects.» The neurologist 9.6 (2003): 267-279.

Dackis, C. A., and Gold, M. S. «New concepts in cocaine addiction: the dopamine depletion hypothesis.» Neuroscience & Biobehavioral Reviews 9, no. 3 (1985): 469-477.

Goldschmidt, L.,et al. «Effects of prenatal marijuana exposure on child behavior problems at age 10.» Neurotoxicology and teratology 22.3 (2000): 325-336.

Levin, E. D., and Rezvani, A. H. «Nicotinic treatment for cognitive dysfunction. » Current Drug Targets-CNS & Neurological Disorders 1.4 (2002): 423-431.

Li, W., et al. «White matter impairment in chronic heroin dependence: a quantitative DTI study.» Brain research 1531, (2013): 58-64.

Qiu, Y., et al. «Progressive white matter microstructure damage in male chronic heroin dependent individuals: a DTI and TBSS study.» PloS one 8(5),(2013): e63212.

Quik, M., et al. «Nicotine as a potential neuroprotective agent for Parkinson's disease.» Movement disorders 27.8 (2012): 947-957.

Richardson, G. A., et al. «Prenatal alcohol and marijuana exposure: effects on neuropsychological outcomes at 10 years.» Neurotoxicology and teratology 24(3), (2002): 309-320.

Roehrs, T., and Roth, T. «Caffeine: sleep and daytime sleepiness.» Sleep medicine reviews 12, no. 2 (2008): 153-162.

Sim-Selley, L. J. «Regulation of cannabinoid CB1 receptors in the central nervous system by chronic cannabinoids.» Critical Reviews™ in Neurobiology 15.2 (2003):91-119.

Zammit, S., et al. «Self reported cannabis use as a risk factor for schizophrenia in Swedish conscripts of 1969: historical cohort study.» BMJ, 325(7374), (2002): 1199.

カーヤ・ノーデンゲン (Kaja Nordengen)
1987年生まれ。アーケシュフース大学病院の神経学専門医。オスロ大学で教鞭もとる。2014年に"The localisation and function of NAA, NAAG and their derivatives in the brain."で博士号を取得。

羽根 由 (はね・ゆかり)
大阪市立大学法学部卒業。スウェーデン・ルンド大学法学部修士課程修了。単訳書に『グレタ たったひとりのストライキ』(海と月社)、『マインクラフト 革命的ゲームの真実』(KADOKAWA)、共訳書に『熊と踊れ』、『ミレニアム4 蜘蛛の巣を払う女』(共に早川書房) がある。

枇谷玲子 (ひだに・れいこ)
1980年、富山県生まれ。2003年、デンマーク教育大学児童文学センターに留学(学位未取得)。2005年、大阪外国語大学(現大阪大学) 卒業。在学中の2005年に翻訳家デビュー。北欧の書籍の紹介に注力している。主な訳書に、『鈍感な世界に生きる敏感な人たち』(ディスカヴァー・トゥエンティワン)、『北欧式 お金と経済がわかる本』(翔泳社)、『北欧式 眠くならない数学の本』(三省堂) など。

本文イラスト　グロ・ノーデンゲン
カバーデザイン　菊池 祐
本文デザイン　荒木香樹

「人間《にんげん》とは何《なに》か」はすべて脳《のう》が教《おし》えてくれる

思考《しこう》、記憶《きおく》、知能《ちのう》、パーソナリティの謎《なぞ》に迫《せま》る最新《さいしん》の脳科学《のうかがく》

2020年1月18日　発　行　　　NDC490

2020年4月1日　第2刷

著　者　カーヤ・ノーデンゲン

訳　者　羽《は》根《ね》 由《ゆかり》・枇《ひ》谷《だに》玲《れい》子《こ》

発行者　小川雄一

発行所　株式会社 誠文堂新光社

〒113-0033 東京都文京区本郷3-3-11

［編集］電話 03-5800-5753

［販売］電話 03-5800-5780

https://www.seibundo-shinkosha.net/

印刷所　星野精版印刷 株式会社

製本所　和光堂 株式会社

ISBN978-4-416-51932-5